Yvonne Höller

Emetophobie – Die Angst vor dem Erbrechen

Aktueller Forschungsstand und Informationen für Betroffene und Angehörige

RHOMBOS

Bibliografische Information der Deutschen Nationalbibliothek
Die Deutsche Nationalbibliothek verzeichnet diese Publikation in der Deutschen Nationalbibliografie; detaillierte bibliografische Daten sind abrufbar im Internet: http://dnb.d-nb.de

Umschlaggestaltung: Rhombos-Verlag, Bernhard Reiser, Berlin

RHOMBOS-VERLAG
Kurfürstenstr. 15/16
D-10785 Berlin
Internet: www.rhombos.de
eMail: verlag@rhombos.de
Verkehrsnummer: 13597

Kontakt zur Autorin: yvonne@unak.is

3. überarb., aktual. Aufl. 2018, ISBN 978-3-941216-88-4
2. überarb. Aufl. 2011, ISBN 978-3-941216-88-4
1. Aufl. 2009, ISBN 978-3-941216-05-1

Druck: PRINT GROUP Sp. z o.o.
Printed in Poland

Gedruckt auf Munken Pure, hergestellt ohne Zusatz von optischen Aufhellern (OBA), FSC- und PEFC-zertifiziert, alterungsbeständig und säurefrei gemäß ISO 9706

ISBN 978-3-941216-88-4

Mit besonderem Dank an:

- die Betroffene mit Emetophobie, von der die Idee zu diesem Buch stammt.
- die TeilnehmerInnen der Internetumfrage im deutschen Emetophobieforum.
- Nathalie Grams, Informationsnetzwerk Homöopathie.
- Marlene Lanzendorfer, für die Beratung zu speziellen Abschnitten über Psychotherapie.
- die Wissenschaftler Joshua Lipsitz, Mark van Overveld, David Veale, und Katharina Manassis, für die Zurverfügungstellung von Literatur und den Informationsaustausch.
- die LeserInnen der Vorgängerversion dieses Buches, die interessante und wichtige Anregungen an mich herangetragen haben, welche letzten Endes zur Überarbeitung angeregt haben.
- den Verleger Bernhard Reiser des Rhombos-Verlags, der mich zur Überarbeitung ermutigt hat.
- meine Familie, die große Geduld für mein Schreibe-Hobby aufgebracht hat.

Kurzbiographie

DI Dr. Yvonne Höller studierte Psychologie und Angewandte Informatik an der Universität in Salzburg. Mit Antrittsbeginn August 2018 erhielt sie einen Ruf als Professorin für Psychologie an die Universität in Akureyri, Island, mit einem Schwerpunkt in der biologischen Psychologie und speziell dem quantitativen Elektroencephalogramm. Zuvor war sie für zehn Jahre wissenschaftlich an der Universitätsklinik für Neurologie und der Paracelsus Medizinischen Privatuniversität in Salzburg tätig, wo sie mit der Methode des quantitativen Elektroencephalogramms neurologische Erkrankungen wie Epilepsie, Demenz, Wachkoma und Querschnittslähmung erforschte.

Die Initiative für dieses Buch ergriff 2006 eine Patientin in einer Berufsrehabilitationsinstitution, die sich an die Autorin gewandt hatte und sie bat, ihr dabei zu helfen, die damals noch eher unbekannte Angsterkrankung bekannt zu machen. Hieraus entstand dann 2009 die erste Auflage dieses Buches.

Inhaltsverzeichnis

Glossar

Anorexie	Magersucht – psychische Krankheit, bei der die Betroffenen absichtlich herbeigeführtes, starkes Untergewicht haben
Antizipatorisch	Im Vorhinein, vorhersehend
Ätiologie	Lehre von den Krankheitsursachen – Ursachen- und Entstehungsmodelle
Bulimie	Ess-Brechsucht – psychische Krankheit, bei der die Betroffenen unter Essanfällen leiden, auf welche kompensatorische Maßnahmen wie z.B. Erbrechen folgen
DSM	Diagnostic and Statistical Manual of Mental Disorders
Exposition	Aussetzung – im therapeutischen Sinne eine Methode der Verhaltenstherapie, bei welcher der Behandelte bestimmten Umständen, die er vermeidet, ausgesetzt wird
fiktiv	erdacht, erfunden
Gastrointestinal	Magen und Darm betreffend
ICD	Internationale Klassifikation der Krankheiten
kognitiv	Funktionen des Menschen, die mit Wahrnehmung, Lernen, Erinnern und Denken zusammenhängen – auch: gedankliche Vorgänge
Komorbidität	Zusätzlich zur Grunderkrankung auftretende Störung/ Krankheit
Kontaminierung	Kontakt zum gefürchteten Objekt und Verunreinigung durch diesen Kontakt
Phagophobie	Schluckangst
Phänomenologie	Erscheinungsbild – auch: eine philosophische Schule
Phobie	Angst
psychosomatisch	In Verbindung mit der Psyche und dem Körper stehend – psychosomatische Symptome sind solche, die sich nicht klar auf eine der beiden Ebenen einschränken lassen, also die nicht entweder in Psyche oder Körper entstehen

	bzw. bestehen, sondern auf beiden Ebenen berücksichtigt werden müssen
Replizierbar	wiederholbar; Wissenschaftliche Ergebnisse gelten als besonders glaubwürdig, wenn verschiedene Forschergruppen in unabhängigen Studien zu vergleichbaren Resultaten gekommen sind
SD	Standardabweichung; Dieses statistische Maß dient der Beschreibung der Verteilung eines Wertes in der untersuchten Gruppe: +/- eine Standardabweichung rund um den Mittelwert liegen die Werte der meisten Untersuchten
Symptom	Zeichen, die auf eine Erkrankung hinweisen – die Grundlage für Diagnosen
Syndrom	Bündel von Symptomen

Vorwort

Liebe Leserin, lieber Leser,

wenn Sie dieses Buch in den Händen halten, tun Sie das vielleicht, weil Sie annehmen, selbst an Emetophobie zu leiden oder weil Sie vermuten, dass ein naher Angehöriger an Emetophobie leidet. Sie möchten sich nun über diese Störung informieren oder vielleicht herausfinden, ob es sich tatsächlich um Emetophobie handelt. Ich möchte Sie dabei unterstützen.

Dieses Buch enthält Informationen und wissenschaftliche Erkenntnisse zur Angst vor dem Erbrechen, weithin als Emetophobie bekannt. Das Buch ist als Hintergrundinformation für Betroffene, Angehörige oder Interessierte gedacht. Auch Berufsgruppen, die mit Patienten mit Emetophobie in Kontakt kommen, können sich hier einen Überblick über den aktuellen Forschungsstand zur Emetophobie verschaffen. Das Buch ist nicht als Ratgeber gedacht, sondern vielmehr als möglichst umfassende, auch in Grundlagen und verwandte Themen ausschweifende Sammlung von Informationen. Im heutigen Gesundheitswesen spricht man vom mündigen Patienten, der über die Krankheit, die Art der Diagnose und Therapie gründlich aufgeklärt werden muss. In der Praxis bleibt leider oft wenig Zeit, diesem Ideal zur Gänze nachzukommen. Ziel des Buches ist es deshalb, ein umfangreiches Hintergrundwissen anzubieten.

Die Emetophobie an sich ist nicht neu, aber irgendwie erscheint es doch, als errege sie erst seit wenigen Jahren Aufmerksamkeit. In einigen älteren Veröffentlichungen, die man dem Problemkreis Emetophobie zuordnen könnte, kann zwar vermutet werden, dass es sich bei dem darin beschriebenen Krankheitsbild um Emetophobie handelt, die Störung wurde aber anders bezeichnet. Die jüngere Forschung räumt der Emetophobie einen beträchtlichen Raum ein. Die ersten Arbeiten stammten vor allem aus Kanada (Lipsitz, Manassis), den Niederlanden (u. a. van Overveld, van Hout, Bouman), Australien (Mark Boschen) und zuletzt vermehrt aus England (David Veale). Es gibt auch einen frühen Buchbeitrag in einem Standardwerk (McNally, 1997), der allerdings leider nur sehr wenig Beachtung gefunden hat. In den vergangenen Jahren (2013-2017) hat sich die Anzahl der Forscher und das Spektrum der Themen erweitert und es gibt viele Bemühungen, bestehende Therapieansätze an die Besonderheiten der Emetophobie anzupassen und systematisch auf ihre Wirksamkeit hin zu untersuchen. Die Bezeichnung Emetophobie hat es 2017 sogar erstmals in ein klinisches Handbuch der renommierten Oxford University Press Serie geschafft (Keyes & Veale, 2017). Diese Entwicklungen sind sehr positiv, da das gesteigerte wissenschaftliche Bemühen wichtige Ergebnisse zutage gefördert und zur Bekanntheit der Emetophobie beigetragen hat. Trotzdem steckt die Forschung zur Emetophobie im Vergleich zu anderen Störungen noch in den Kinderschuhen, und auch die Bekanntheit der Emetophobie ist unter medizinischen und psychologischen Fachleuten noch gering.

Die Quellen, auf welchen dieses Buch aufgebaut ist, werden im Text genannt, d.h. in den entsprechenden Passagen finden sich Verweise auf die Originalwerke, die dann im Literaturverzeichnis aufgelistet sind. Wer etwas genauer wissen möchte, kann auf diesem Wege zu weiterführender Literatur kommen.

Ich möchte alle Leserinnen um Nachsicht bitten, wenn sie im weiteren Text nicht die heute oft übliche gendergerechte Formulierung finden (LeserIn, PatientIn usw.). Dies geschieht zum Zwecke der besseren Leserlichkeit des Textes. Als „emanzipierte" Frau verzichte ich darauf, geschlechtsneutrale Formulierungen zu verwenden, da ich mich auch emanzipiert genug fühle, um mich bei jedweder Formulierung angesprochen zu fühlen – ich hoffe, Ihnen, liebe Leserin, geht es genauso.

Yvonne Höller

1 Erbrechen, Angst und Störung

Dieses Buch handelt von der Angst vor dem Erbrechen im Sinne einer psychischen Störung. Doch was macht die Angst zu einer Störung? Sie werden mir zustimmen, dass in der Regel kein Mensch Freude am Erbrechen empfindet. Erbrechen findet meist im Zusammenhang mit einer vorausgehenden Übelkeit statt, die als unangenehm erlebt wird. Auch wenn wir an die alten Römer denken, die sich mit einer Feder im Hals kitzelten, wenn die Ausmaße eines festlichen Mahles die Dehnbarkeit des Magens überstiegen, so können wir davon ausgehen, dass sie erbrachen, um weiter essen zu können und nicht etwa umgekehrt, dass sie aßen, um dann erbrechen zu können. Dasselbe gilt für Bulimie, die Ess-Brech-Sucht (Bulimia nervosa). Die meist weiblichen Patienten, die dieses Verhalten aufweisen, sind nicht süchtig nach dem Erbrechen, das bei den Betroffenen auch kein großes Lustempfinden auslöst. Das anfallsartige Essen und die nach dem Essanfall resultierende Sorge um die Gewichtszunahme sind die bestimmenden Faktoren, das Erbrechen lediglich eine notwendige Begleiterscheinung. Das Erbrechen soll sicherstellen, dass durch die übermäßige Kalorienaufnahme keine Fettreservedepots an Hüften und anderen Körperstellen angelegt werden.

Auch Ekel vor Erbrochenem ist eher der Normalzustand als das Außergewöhnliche. Wer würde nicht angeekelt aufstehen, wenn man feststellt, dass unter der Parkbank, auf der man sich soeben niedergelassen hat, der halbverdaute Mageninhalt eines anderen Menschen vor sich hindarbt? Erbrochenes stinkt und sieht unappetitlich aus, Ekel ist also durchaus angebracht.

Wenn nun Unwohlsein beim Erbrechen und Ekel so normal sind, welche Symptome sind dann wohl nötig, um von einer Emetophobie sprechen zu können? Ist die Angst vor dem Erbrechen die Emetophobie selbst? Oder bedarf es für diese Diagnose noch der anhaltenden und scheinbar grundlosen Übelkeit, unter der viele Betroffene leiden? Genügt es für die Diagnose, Angst vor dem Anblick des Erbrechens bei anderen Personen zu haben oder muss sich die Angst auf das eigene Erbrechen beziehen?

Vielleicht lesen Sie dieses Buch aber auch, weil die Angst vor dem Erbrechen nur eine Facette Ihrer Situation bzw. eines Betroffenen ist, der Ihnen nahesteht. Oft haben Menschen, die an psychischen Störungen leiden, nicht nur mit einer Diagnose zu kämpfen, sondern es sind zwei oder drei Störungen, die ihnen das Leben schwer machen. Alkoholismus und Depressionen, Drogensucht und Borderline-Persönlichkeit, Essstörungen und Zwangsstörungen – eine Störung kommt selten allein. Aber was ist nun wirklich eine eigene Störung und was ist Teil einer anderen Störung?

Um derartige Fragen beantworten zu können, bedarf es einiger Richtlinien und einer dazu passenden, sehr genauen Untersuchung. Solche Untersuchungen werden meist in Form eines Interviews von einem Psychologen durchgeführt. Dieser verwendet ein Testmanual eines wissenschaftlich fundierten Diagnostikinstrumentes. Dazu gibt es von der WHO (World Health Organization, Weltgesundheitsorganisation) oder der APA (American Psycological Association, Amerikanische Psychologie-Gesellschaft) Klassifikationssysteme, an die wiederum Fragebögen angelehnt sind, deren Bearbeitung zu spezifischen Diagnosen laut diesen Klassifikationssystemen führt. So kann gewährleistet werden, dass ein Psychologe nicht nach Lust und Laune Diagnosen verteilt, sondern diese nach Regeln stellt, die wissenschaftlich festgelegt sind. Selbst der Umgang mit diesen Diagnoseinstrumenten bedarf eines ausführlichen Trainings, bevor damit tatsächlich ein Gutachten erstellt wird. Solch eine exakte, standardisierte Diagnose dient zum einen der Einheitlichkeit: Auf der ganzen Welt wird die Diagnose in jeder Klinik gleich gestellt. Und zum zweiten dämmt sie die Anzahl der Diagnosen ein, indem sie die Grenze zwischen Normalität und Krankheit oder Störung zieht.

Eine Herangehensweise, welche zu jedem Symptom eine weitere Störung diagnostiziert, ist nicht wünschenswert. Eine psychische Störung zu haben, ist leider oft immer noch wie ein Stempel, der einem Menschen aufgedrückt wird, mit dem er dann leben muss. Psychische Störungen werden in unserer Gesellschaft oft mit einem Makel verbunden – das wissen Betroffene von zahlreichen

Bewerbungsgesprächen. Darum werden psychische Störungen von den Betroffenen meist verheimlicht. Nach jahrelangen Klinikaufenthalten oder auch nur wiederholten Krankenständen ist die Wiedereingliederung in die Berufswelt auch deswegen schwer, weil ein Unternehmer weitere Klinikaufenthalte und Therapien als mögliche Ausfälle des Bewerbers befürchtet. In der Personalauswahl wird daher bevorzugt jemand einstellt, der gesund ist oder wenigstens vorgibt, gesund zu sein. Schon allein daher ist die Herangehensweise, möglichst wenige Störungen zu diagnostizieren mehr als gerechtfertigt. Ich möchte Sie, lieber Leser, dazu auffordern, den kritischen Standpunkt eines klinischen Psychologen einzunehmen. Ein (klinischer) Psychologe verhält sich demnach wie der Richter gemäß Strafgesetz: Solange nicht genügend Indizien die Schuld eines Täters beweisen, wird seine Unschuld angenommen. Im klinischen Kontext heißt das, solange nicht genügend Symptome für eine psychische Störung nachgewiesen werden können, gilt der Betroffene als nicht gestört. Eine einheitliche Definition der Art und Anzahl notwendiger Symptome ist wichtig, um eine scharfe Grenze zwischen normal und krank zu ziehen – auch wenn es in der Realität keine scharfe Grenze gibt. Diese Grenze ist wichtig, denn subjektive Ansichten bezüglich Normalität unterscheiden sich oft um Welten.

Hierzu ein Beispiel: Es gibt unter medizinischen Laien verschiedene Ansichten darüber, ab wann die Körpertemperatur nur erhöht ist und ab wann diese als Fieber bezeichnet werden kann. Während eine Mutter ihr Kind mit 37,2 °C Körpertemperatur als krank von der Schule abmeldet, müssen andere Kinder mit diesem Symptom in die Schule gehen, da ihre Eltern der Ansicht sind, das sei noch kein Fieber. Neben diesen subjektiven Ansichten gibt es eine medizinische Definition dazu. Dabei ist Fieber eine Störung der Wärmeregulation mit einer Erhöhung der Körpertemperatur über 38°C. Die Normwerte betragen aber morgens 36,2-36,5°C, mit einem Anstieg im Tagesverlauf von 0,7 bis 1,0°C. Tatsächlich sollten die Eltern aber nicht allein nach dem Thermometer gehen, sondern auch das subjektive Wohlbefinden des Kindes berücksichtigen. Sie wissen bestimmt selbst: Mit 37,2°C kann man sich manchmal schlechter fühlen als mit 38°C.

1.1 Darf es ein bisschen Statistik sein?

Ähnliche Uneinigkeit finden wir auch in der Psychologie: Ist es Spinnenangst, wenn jemand eine derart große Angst vor Spinnen hat, dass er diese unmöglich anfassen könnte? Klinisch betrachtet liegt dieses Ausmaß an Angst im Normalbereich, denn ein gewisser Ekel vor unseren achtbeinigen Mitbewohnern scheint normal zu sein. Eine Phobie kann erst diagnostiziert werden, wenn der Betroffene aufgrund dieser Angst seiner Arbeit, seinen sozialen Kontakten, seinen Freizeitaktivitäten usw. nicht mehr wie gewohnt nachgehen kann, da er sich gedanklich so intensiv mit der Angst vor Spinnen beschäftigt, dass sein Tun exzessiv dem Vermeiden dieser Tierchen gewidmet ist.

Um diese Grenze zwischen „normal" und „Störung" zu ziehen, gibt es zu jeder Störung strenge Kriterien, die auf statistischen Untersuchungen beruhen.

Es wird gewissermaßen eine Mindestabweichung vom Normalzustand definiert, anhand welcher diagnostiziert werden kann, ob etwas normal oder absonderlich ist. Die Norm wäre dann etwa der Mittelwert der Normalbevölkerung, eine Art Durchschnittsmensch. Dieses Konzept greift nicht überall, aber es soll verdeutlichen, dass nicht jede kleine Abweichung abnorm ist, und dass eine Mindestabweichung definiert werden muss. Die Mindestabweichung in Bezug auf das Erbrechen ist also jedenfalls ein größeres Maß an Angst vor dem Erbrechen, als dies bei den meisten Menschen anzutreffen ist.

Abbildung 1 illustriert diese Abweichung von der Norm anhand erdachter Zahlen. Die Graphik beruht auf der Annahme, dass die meisten Menschen durchschnittlich viel Angst vor dem Erbrechen haben – das ist dort, wo die Kurve am höchsten ist – also der normalste Normalzustand. Was aber ist die normale, also häufigste anzutreffende Einstellung zum Erbrechen? Erbrechen ist im normalen Leben keine alltägliche Sache und beschränkt sich in den meisten Fällen auf das Erleben, das vielen aus den Erfahrungen mit Magen-Darm Erkrankungen bekannt ist: Man liegt im Bett oder auf dem Sofa mit einem Eimer daneben und es ist einem unsagbar übel. Die Übelkeit steigt mit dem Nahen des Erbrechens und erlangt dann mit dem Erbrechen einen Höhepunkt – wobei das Erbrechen oft auch gleichzeitig das abrupte Ende der Übelkeit bedeutet.

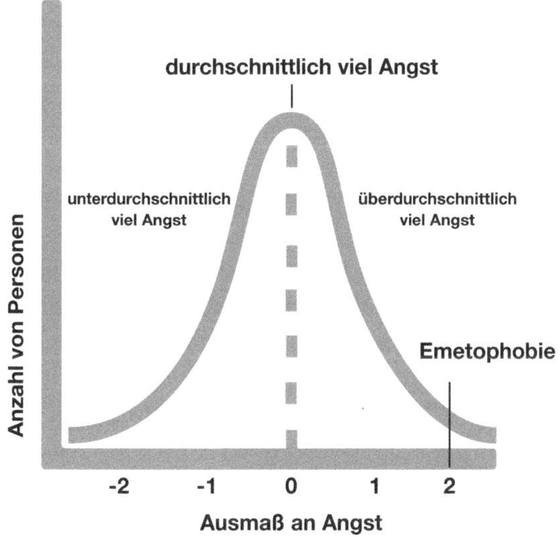

Abbildung 1: Fiktive Darstellung der Verteilung der Angst vor dem Erbrechen in der Bevölkerung.

Die Darstellung beruht auf fiktiven Zahlen. Sie zeigt die sogenannte Gaußsche Glockenkurve, welche die Häufigkeitsverteilung der Angst in der Bevölkerung widerspiegelt. Die Höhe der Kurve gibt an, wie viele Personen in der Bevölkerung ein bestimmtes Ausmaß an Angst haben. Die strichlierte Linie am Gipfel der Kurve deutet an, dass die meisten Personen eine Art „mittlere Angst" haben. Links davon befinden sich die Personen mit weniger Angst als diese mittlere Angst, und rechts davon Personen mit einer gesteigerten Angst. Die Zahlen entlang der X-Achse geben die Standardabweichung vom Mittel an, das ist ein normierter Abstand vom Mittel. Dementsprechend könnte z.B. Emetophobie ein Zustand mit mehr als zwei Standardabweichungen über dem Mittel sein.

Die Höhe der Kurve in Abbildung 1 gibt an, wie groß der Anteil der Personen in der Allgemeinbevölkerung mit der an der x-Achse bezeichneten Angst ist. Die Zahlen für dieses Beispiel sind fiktiv, denn Angst kann man nicht objektiv messen wie etwa die Temperatur. Sagen wir also, der höchste Punkt der Kurve, der Mittelwert, stellt die Norm dar, und wenn jemand zwei Standardabweichungen darüber liegt, ist das außergewöhnlich, weil so starke Angst nur noch bei sehr wenigen Menschen anzutreffen ist (die Kurve ist beim Wert 2 sehr viel niedriger als beim Wert 0). Die Standardabweichung ist eine normierte Einheit in Bezug auf diese Kurve – also ein durch Statistik bestimmter Abstand zu diesem Mittel.

Nun gibt es aber keine „mittlere Angst" und also auch keine Standardabweichung zu dieser mittleren Angst. D.h. wir können Emetophobie nicht anhand von Zahlen definieren und müssen uns mit Heuristiken helfen. Was macht die Angst der Emetophobie so außergewöhnlich, dass diese Außergewöhnlichkeiten in der Summe im Vergleich zur normalen Einstellung gegenüber dem Erbrechen selten vorkommen? Das gemeinsame Auftreten dieser Außergewöhnlichkeiten sollte so selten sein, dass die Angst als abnorm angesehen werden kann. Es gibt also Heuristiken, die einem helfen, über die nicht objektivierbare Angst hinweg trotzdem eine ziemlich scharfe Grenze zur Störung zu ziehen. Die Störung ist dann – wie der Name nahelegt, ein Zustand, in dem der Betroffene durch etwas in seinem Leben gestört wird. Bei der Emetophobie stört die Angst das Leben der Betroffenen auf vielfältige Weise, dadurch entsteht ein Bündel von Symptomen. Wir werden uns im nächsten Kapitel damit beschäftigen, anhand welcher Kriterien man diese Symptome bewerten kann, um die Angst als „Emetophobie", also als Störung bzw. als abnormen Zustand zu definieren.

1.2 Klassifikation der Emetophobie

Das DSM-5 ist das „Diagnostische und statistische Manual psychischer Störungen" in der fünften Version (Falkai & Wittchen, 2015). Es ist das Diagnose- und Statistik-Handbuch der American Psychological Association. Hier ist die Emetophobie im Kapitel der Angststörungen anzusiedeln.

Neben dem DSM gibt es ein noch viel größeres und umfassenderes Klassifikationsschema für Krankheiten, das von der World Health Organisation herausgegeben wurde und sich nicht auf psychische Krankheiten beschränkt: Das ICD-10 – die International Classification of Diseases –, das Klassifikationsschema aller Krankheiten der World Health Organisation (WHO, 2000). Hier gehört die Emetophobie zum Kapitel F, das die psychischen Störungen enthält. Die Angststörungen finden sich im Kapitel F40-F48: Neurotische, Belastungs- und somatoforme Störungen. Allerdings sucht man das Wort Emetophobie dort vergebens, denn die Emetophobie kommt dort nur implizit vor. Sie gehört zum ICD-10 Kapitel F40.2, wo die spezifischen (isolierten) Phobien gelistet werden. Dort ist jedoch nicht explizit die Rede vom Erbrechen. Das erschwert die Verbreitung des Bekanntheitsgrades der Emetophobie, wenn im ICD-10 nur Reize gelistet sind wie Tiere, Höhen, Donner, Dunkelheit, Fliegen, geschlossene Räume, Urinieren oder Defäkieren auf öffentlichen Toiletten, Genuss bestimmter Speisen, Zahnarztbesuch oder der Anblick von Blut oder Verletzungen. Auch im DSM-System kommt die Emetophobie noch nicht vor. Es stand zwar zur Diskussion, Emetophobie in das neue DSM-V aufzunehmen (Vandereycken, 2011), und die Störung wurde von Fachleuten als bedeutsam eingestuft, doch dies hat sich auf die neue Definition der spezifischen Phobie in DSM-V – also die überarbeitete Version von DSM-IV – nicht ausgewirkt. Die einzige Neuerung in dieser Sparte war, dass Erwachsene nun nicht mehr wissen müssen, dass Ihre Angst übertrieben ist.

Trotzdem ist die Emetophobie nach ICD und DSM eine Phobie, sie wird aber nicht explizit genannt, sondern ist mit vielen anderen spezifischen Phobien als „sonstige spezifische Phobie" klassifiziert. Darunter fallen viele Formen der Angst vor speziellen Reizen, die in ihrer Fülle nicht aufzählbar sind.

Gemeinsam mit der sozialen Phobie (Angst vor negativer Bewertung durch Andere) und der Agoraphobie (Angst vor Orten oder Situationen, in denen eine Flucht beim Auftreten peinlicher panikähnlicher Symptome nur schwer möglich wäre) bildet die spezifische Phobie eine Gruppe von Störungsbildern, denen es gemeinsam ist, dass die Betroffenen eine unbegründet starke Angst vor Situationen oder Objekten haben. Das führt meist zur Vermeidung der spezifischen Situationen mit dem Ziel, die Angst zu reduzieren. Spezifische Phobien wie Angst vor Spinnen (Arachnophobie), vor engen Räumen (Klaustrophobie), vor Echsentieren (meistens Schlangen), vor Tunnelfahrten, vor Höhen bzw. Tiefen (z.B. Sessellifte u.a.), vor Brücken u.v.a. treten weitaus seltener auf als die soziale Phobie und die Agoraphobie. Daher sind sie nicht gesondert ausgewiesen. Sie werden also unter dem Punkt „spezifische Phobien" zusammengefasst. Diese Störungsgruppe ist gekennzeichnet durch konsistent auftretende, klinisch bedeutsame Angstreaktionen. Diese Reaktionen können auftreten, weil tatsächlich eine Konfrontation mit einem ganz spezifischen Objekt oder einer solchen Situation stattfindet, oder auch nur, weil diese Konfrontation befürchtet wird. Die meisten spezifischen Phobien beziehen sich auf Tiere, enge Räume, medizinische Gegenstände oder Orte.

Bei der Emetophobie steht die Angst vor dem Erbrechen im Mittelpunkt. Wie aus beiden Klassifikationssystemen ersichtlich wird, treten diverse Angststörungen oft mit bzw. in Form von Panikattacken auf. Bemerkenswerterweise wird in den Klassifikationssystemen ICD und DSM auch eingeräumt, dass auch die spezifischen Phobien mit Panikzuständen einhergehen können. Diese werden dann gesondert ausgewiesen oder klassifiziert, je nachdem, ob die Angst oder die Panikattacke im Vordergrund steht. Angstzustände und Panikattacken können auch bei der Emetophobie durch geringste Anzeichen von Übelkeit, bei tatsächlicher oder vermuteter Ansteckungsgefahr harmloser Darmviren ausgelöst werden. Eine Panikattacke ist eine klar abgrenzbare Zeitspanne, während welcher der Betroffene intensive Angst oder Unbehagen erlebt. In den meisten Fällen zeigen sich dabei körperliche Symptome wie Herzklopfen, Schwitzen, Erstickungsgefühle, Atemnot, Schwindel oder Angst die Kontrolle zu verlieren. Diese Angstanfälle kommen spontan und unerwartet und können selten von außen nachvollziehbaren Auslösern zugeordnet werden. So kann z.B. ein Verdauungsgeräusch, welches völlig normal ist, bei einem Menschen mit Emetophobie eine Panikattacke auslösen. De Jongh (2012) merkt an, dass die Panikattacken bei der Emetophobie normalerweise kürzer sind als die der klassischen Panikstörung. Allerdings leidet nicht jede Person mit Emetophobie an Panikattacken. So existiert auch Agoraphobie (Angst vor Situationen aus denen Flucht nicht oder nur schwer möglich ist) mit oder ohne Panikattacken. Diese zählen nicht zwingend zur Symptomatik der Emetophobie.

Wie kommt man aber zu dieser Einordnung der Emetophobie als spezifische Phobie? Könnte das Problem nicht auch eine Zwangsstörung sein? Angststörungen – und so auch die Emetophobie – haben einen gewissen Bezug zu den Zwangsstörungen (im ICD-10 unter dem Code F42 zu finden). Eine Zwangsstörung kann mit der „was-wenn"-Angst einhergehen. Beispielsweise können die Betroffenen unter großer Angst leiden, wenn sie nicht alle Lichtschalter, Türen, Fenster usw. zweimal, dreimal, viermal kontrollieren, bevor sie das Haus verlassen. Angst geht also mit gewissen Befürchtungen einher. Solche Symptome finden sich auch bei der Emetophobie: „Habe ich das Mindeshaltbarkeitsdatum der Milch kontrolliert? War das nicht morgen? Ich muss es besser noch einmal nachkontrollieren, sonst könnte ich jetzt versehentlich abgelaufene also vielleicht verdorbene Milch trinken, dann wird mir übel und dann...". Die Betroffenen fürchten sich vor auftretender Übelkeit, weil sie dann möglicherweise erbrechen müssen. Um die Übelkeit nicht aufkommen zu lassen, vermeiden sie spezielle Lebensmittel oder sie essen nichts. Wenn sie nun aber doch etwas gegessen haben, besteht die Befürchtung, dass etwas ganz Schreckliches eintreten könnte: der Brechreiz. Tatsächlich gibt es also in den Klassifikationsschemata einige Störungen, die der Emetophobie ähneln, aber doch wieder ein bisschen anders sind. Maßgeblich für die Emetophobie ist, dass die Angst vor dem Erbrechen der bestimmende Faktor ist, nicht etwa die Angst vor einer bestimmten Speise usw.

Andere Störungen, die im selben Kapitel F40-F48 gelistet sind, konkret die akute und posttraumatische Belastungsstörung sowie die Angststörungen aufgrund von Substanzen und aufgrund eines medizinischen Krankheitsfaktors, gehen ebenfalls mit Angst einher. Oft ist es intuitiv nicht einsehbar, warum diverse Störungen in einem

Kapitel zusammengefasst werden. Die Gründe dafür gehen aus den Forschungsarbeiten der Fachgesellschaften hervor. Außerdem muss beachtet werden, dass die Klassifikationen ständig überarbeitet und ergänzt werden. Mit einer Neuauflage von ICD-10 (also der zu erwartenden ICD-11) wird frühestens im Juni 2018 gerechnet. Betrachten wir also als nächstes, wie wir die Emetophobie korrekt erkennen und daher als solche einordnen können.

1.3 Diagnose der Emetophobie

Diagnosen werden idealerweise nach objektiven Kriterien ausgewählt. Ich schreibe hier „idealerweise", da in der Ausbildung und durch die dazugehörigen Lehrbücher ein fundiertes Verständnis für die diagnostische Vorgehensweise aufgebaut wird. Anders als ein Mediziner, der nach außen hin objektive Symptome als Kriterien zur Feststellung einer Krankheit heranziehen kann, ist der Psychologe oft darauf angewiesen, den Betroffenen zu befragen oder bestenfalls sein Verhalten zu beobachten. Zwangsläufig kann dabei nur schwer gewährleistet werden, ob der Betroffene auch die Wahrheit sagt. Es ist aber davon auszugehen, dass ein ausgebildeter, erfahrender Diagnostiker, z.B. ein klinischer Psychologe, diese Diagnose sorgsam vornehmen kann. Trotzdem gibt es viele Wege zu einer Diagnose, und ich möchte behaupten, dass es darunter einen Königsweg gibt. Dieser ist die Befassung der an DSM oder ICD angelehnten strukturierten Interviews, angereichert durch zusätzliche einschlägige Tests, deren Durchführung und Auswertung standardisiert ist. Das kann für den Betroffenen eine sehr langwierige vielleicht zum Teil mühsame Befragung bedeuten, doch das Ergebnis ist viel genauer und verlässlicher als eine Diagnose, die auf einem unstrukturierten Gespräch beruht.

Leider gibt es in der Praxis nicht immer die Möglichkeit, eine solche ausführliche Diagnostik durchzuführen. Zum einen gibt es in den genannten Klassifikationsschematas die Emetophobie als solche ja nicht, sondern die spezifische Phobie, sodass das Ergebnis der Befragung nicht hundertprozentig exakt sein kann. Weiters kommt es im Alltag mancher Berufsgruppen manchmal zu Stresssituationen, aufgrund derer dann eine schnelle Diagnose gestellt wird, die vielleicht ungenau ist und nicht dem selben Ergebnis entspricht, das die genannten standardisierten Interviews gebracht hätten – Beispiele dafür gibt es zur Emetophobie tatsächlich zur Genüge, dazu kommen wir noch. Die Berufsgruppen, an die sich ein Mensch mit Emetophobie wendet, sind sehr verschieden, und nicht alle darunter sind dazu ausgebildet oder haben die Zeit, diese ausführlichen Interviews durchzuführen. Die Berufsgruppen der Psychologen, Psychiater, Neurologen und Psychotherapeuten (um ein paar Beispiele zu nennen) unterscheiden sich in der Ausbildung, in der Art wie Befunde gestellt werden, und in der Art der Behandlung der hilfesuchenden Patienten.

Ein Patient mit Emetophobie kann sich aber glücklich schätzen, wenn er überhaupt den Weg zu einer dieser genannten Berufsgruppen findet. Meist ist die erste Anlaufstelle der Hausarzt, der aber eben nicht wegen Angst, sondern wegen der überzufällig häufig mit Emetophobie einhergehenden Übelkeit konsultiert wird. Ein Hausarzt wird aufgrund dieser Angabe nicht als erstes an mögliche psychischen Ursachen der Übelkeit denken, sondern eine passende Überweisung an einen Facharzt tätigen – und so landen die Betroffenen oft als nächstes bei einem Internisten (Höller, van Overveld, Jutglar & Trinka, 2013). Und auch dort wird die Emetophobie nicht als solche erkannt, weil der Auftrag vom Hausarzt an den Internisten lautet, eine Untersuchung des Magens o.ä. zwecks Aufklärung der Übelkeit durchzuführen. Ein strukturiertes klinisches Interview für psychische Auffälligkeiten gehört nicht zum Standarddiagnostikum des Internisten, viel eher berichten Betroffene über unangenehme Untersuchungen von Magen und Darm – vielfach ergebnislos oder mit zweifelhaften Diagnosen (Höller, van Overveld, Jutglar & Trinka, 2013). Sie gehen ja auch nicht wegen Knieschmerzen zum Zahnarzt, da dieser mit einem Blick in den Mund keine Arthrose im Knie feststellen kann. Erschwerend kommt hinzu, dass die Emetophobie an sich schon eher nicht gemeinhin bekannt ist (Nigbur, Bohne, & Gerlach, 2007) und als psychische Störung nicht fester Bestandteil des Psychologiestudiums ist, und schon gar nicht im Detail in der Ausbildung zum Internisten vorkommt.

Ist ein Betroffener mit Emetophobie in der glücklichen Lage einen Fachkundigen zu treffen, so wird sich dieser mit Diagnoseinstrumenten behelfen.

Der goldene Standard unter den Instrumenten, der nach einer Bearbeitung eine mehr oder weniger eindeutige Störungsbezeichnung erlaubt, ist das Strukturierte Klinische Interview für DSM-IV (Wittchen, Zaudig, & Fydrich, 1997) und das Diagnostische Interview bei psychischen Störungen (Schneider & Margraf, 2006) in Anlehnung an die klinisch-diagnostischen Leitlinien des ICD-10 (ich beziehe mich ansonsten in diesem Text auf die ICD-10-GM Version 2017). So wurde in einer Fallstudie von Hunter und Antony (2009) das strukturierte klinische Interview nach DSM-IV in Kombination mit mehreren anderen Fragebögen zu Depression und Angst eingesetzt, um die Diagnose der Emetophobie exakt zu stellen.

Diese Handbücher (Manuals) gehören zu den genannten, gängigen Klassifikationsschemata und sind allgemein anerkannt. Die darin untersuchten Symptome, die notwendig sind, um eine spezifische Phobie zu diagnostizieren sind:

1. Die Angst ist stark ausgeprägt und besteht seit langer Zeit.
2. Nur mehr in DSM-IV, nicht mehr in DSM-V: Die Person ist sich dessen bewusst, dass diese Angst übertrieben und unangemessen ist.
3. Die phobischen Situationen werden gemieden oder nur unter Angst oder starkem Unbehagen ertragen (Vermeidungsverhalten).
4. Die Angst führt zu einer deutlichen Einschränkung der beruflichen, schulischen oder sozialen Aktivitäten bzw. der Lebensführung.

Die Bezeichnung „seit langer Zeit" unter Punkt 1 ist nicht näher definiert. In der Regel spricht man bei vielen Störungen von einer Dauer von sechs Monaten. Allerdings zeigt die Fallstudie eines Mädchens, das nach drei Monaten der totalen Nahrungsverweigerung und Zwangsernährung endlich fachgerecht behandelt wurde, dass man von Fall zu Fall überlegen muss, ob Zuwarten für eine korrekte Diagnose ethisch sinnvoll ist. Das Symptom in Punkt 2 gilt in der überarbeiteten Version des Klassifikationssystems (DSM-V) nicht mehr. Wohl aber macht es Sinn, dass der Untersuchende feststellt, dass die Angst übertrieben und unangemessen ist.

Die Angst äußert sich in Herzrasen, Schweißausbrüchen, Realitätsverlust, Beklemmungsgefühle, Schwindelanfällen usw. bei Konfrontation mit dem Reiz bzw. ist unterschwellig ständig vorhanden. Daraus ergibt sich dann auch das Vermeidungsverhalten (Punkt 3). Die Betroffenen vermeiden beispielsweise öffentliche Orte und Veranstaltungen, ebenso wie Filmvorführungen in Kinos sowie gewisse Lebensmittel. Dieses Vermeidungsverhalten ist gleichzeitig auch der Nährboden für die Einschränkungen in den diversen Lebensbereichen (Punkt 4).

Es gibt für die in DSM und ICD klassifizierten Störungen viele Diagnoseinstrumente, meist in Form von Fragebögen, Inventaren, Symptomchecklisten u.ä. Das *Beck Anxiety Inventory* (Beck & Steer, 1990) beispielsweise misst die Schwere von klinisch relevanten, somatischen und kognitiven Angstsymptomen. Ein weiteres solches Diagnoseinstrument ist der *Fragebogen zur Angst von körperlichen Symptomen* (Ehlers, Margraf, & Chambless, 1993). Er erfasst die Angst vor körperlichen Symptomen und Beschwerden. Das klingt – dem Namen nach – schon sehr trefflich für die Emetophobie, ist aber dennoch kein Emetophobie-spezifisches Instrument. Auch die *Fear Survey Schedule* (Wolpe & Lang, 1964) wurde in Studien zur Emetophobie mangels eines geeigneten Diagnostikums eingesetzt, da dieser Fragebogen für die Beschreibung von spezifischen Phobien besonders gut geeignet ist.

Es gibt neben diesen allgemein anerkannten und allgemein gut bekannten Fragebögen aber inzwischen auch etliche, welche explizit für die Emetophobie entwickelt wurden. Zum Teil handelt es sich um experimentelle Fragebögen zur Emetophobie, aber zum Teil wurden diese Fragebögen in größer angelegten Studien auch validiert und können für die Praxis empfohlen werden.

Professor David Veale, anerkannter Experte für Emetophobie (engl.: Vomit Phobia), hat sich u.a. auch der Entwicklung eines Fragebogens gewidmet. Etliche dieser sehr brauchbaren Instrumente findet man zum Download auf der Website des King's College London (gefunden 2017 – eine Suche nach dem Stichwort „Specific Phobia of Vomit Questionnaires" dürfte hier weiterhelfen).

Der älteste dort angeführte Fragebogen ist der EmetQ von Mark Boschen (Boschen & Riddell, 2005). Dieser Emetophobia Questionnaire enthält 21 (2005er Version) bzw. 13 (2006er Version: EmetQ-13; Validiert in Boschen, Veale, Ellison & Reddell, 2013) Aussagen, zu denen auf einer Skala von 0 bis 4 angegeben wird, inwiefern diese zutreffen.

Ein weiterer Fragebogen ist der Fear of Vomiting Questionnaire von Veale und Lambrou (2006). Dieser umfasst 61 Fragen bzw. Aussagen und ist für die Diagnose ungeeignet, da er sehr lange dauert. Sehr wohl aber kann dieser Fragebogen verwendet werden, um die Details zu erheben, die mit der Angst zuammenhängen.

Der Specific Phobia of Vomit Inventory, oder kurz Vomit Phobia Inventory, ist sehr kurzer Fragebogen von Prof. Veale aus dem Jahr 2008, der im Jahr 2012 validiert wurde (Veale et al., 2012). Er umfasst lediglich 14 (2008er Version) bzw. 15 (2012er Version) Aussagen mit der Skala von 0 bis 4 (0: trifft gar nicht zu, 4: trifft vollkommen zu). Der Fragebogen kann also sehr schnell durchgeführt und ausgewertet werden und lenkt den Blick auf das Wesentliche, nämlich die Angst, das Vermeidungsverhalten und die häufigsten Symptome. Aufgrund seiner Aktualität und Kürze findet er sich auch als Online-Fragebogen auf Homepages von englischen Therapiezentren und das PDF kann kostenlos von Prof. Veales Homepage bezogen werden (http://www.veale.co.uk/). Die Beantwortung kann als Grundlage für das therapeutische Gespräch, insbesondere für die Exploration der Kognitionen und des Verhaltens genutzt werden. Sehr beeindruckend ist, dass der Fragebogen an 95 Personen mit einer klinischen Diagnose nach DSM-IV von Emetophobie getestet wurde (25 wurden in der Klinik rekrutiert, die anderen 70 über das Internet). Weitere 90 Personen wurden ebenfalls in der Klinik rekrutiert. Diese Gruppe diente als Kontrollgruppe mit psychischen Störungen, aber ohne Angst vor dem Erbrechen. Die Validierung (Veale et al., 2012) zeigte, dass sich Personen mit Emetophobie auf dieser Skala durch deutlich höhere Werte von Personen ohne Emetophobie abheben. Der Fragebogen korreliert auch hoch mit den Werten auf dem EmetQ-13, d.h. dass die beiden Fragebögen vergleichbar sind. Der EmetQ-13 wurde an derselben Stichprobe ebenfalls getestet und zeigte sich auch als sehr konsistent und zuverlässig (Boschen, Veale, Ellison & Reddell, 2013).

Ein weiterer Fragebogen, der allerdings weniger verbreitet ist, kommt aus der niederländischen Forschung (vanOverveld, de Jong, Peters, vanHout, & Bouman, 2008: verwendeten einen Fragebogen von Bouman und vanHout). Der *Emetophobia Questionnaire* enthält 115 Aussagen, die sich auf die Gedanken rund um das Erbrechen, körperliche Empfindungen, Angst vor dem Erbrechen (z.B. „Ich habe Angst davor, dass mir übel wird."), Vermeiden von Situationen die im Bezug zum Erbrechen stehen (z.B. „Ich vermeide die Nähe zu Personen die aussehen, als könnte ihnen übel sein.") und die Konsequenzen der Emetophobie für den Alltag (z.B. „Wegen der Angst vor dem Erbrechen habe ich an Gewicht verloren.") beziehen. Die Aussagen müssen auf einer Skala von 1 (überhaupt nicht) bis 5 (sehr viel) bewertet werden. Die 16 Aussagen, welche die Konsequenzen der Emetophobie betreffen, enthalten außerdem die Wertung 0 für „nicht passend" für Teilnehmer ohne emetophobische Befürchtungen.

Die beschriebenen Fragebögen sind kein diagnostisches Instrument, das durch eine beschriebene, inkludierte Auswertestrategie klare Diagnosen erlaubt. Aber das psychologische Gutachten kann durch die validierten Fragebögen bereichert werden. Es gibt Fallberichte, die auf die Verwendung solcher Fragebogen Bezug nehmen. Im Fall eines elfjährigen Jungen wurde beispielsweise der sehr ausführliche *Emetophobia Questionnaire* etwas gekürzt, indem die Fragen, die offensichtlich nur für Erwachsene sinnvoll sind (z.B. „Ich vermeide es, Alkohol zu trinken."), weggelassen wurden (Graziano, Callueng, & Geffken, 2010).

Zur Selbsteinschätzung sind die angeführten Instrumente aber ungeeignet, da nicht klar ist, welchen Aussagen zugestimmt werden muss, damit von einer Emetophobie die Rede sein kann. Nachfolgend eine Checkliste, die sowohl an die diagnostischen Kriterien von DSM als auch an die typischen Inhalte der Fragebögen angelehnt ist.

Kasten 1: Checkliste: Leiden Sie an Emetophobie?

- ❑ Ich habe Angst, selbst zu erbrechen und/oder davor, dass jemand (in meiner Anwesenheit) erbricht
- ❑ Diese Angst ist übersteigert, also nicht angemessen
- ❑ Diese Angst äußert sich
  - durch psychische Beunruhigung (Nervosität, intensive, unangenehme Emotionen...)
  - und/oder Flucht aus Situationen, in denen ich befürchte, erbrechen zu müssen und/oder dem Erbrechen anderer beiwohnen zu müssen,
  - und/oder körperliche Angstsymptome wie Schwitzen, Herzklopfen usw.
- ❑ Diese Angstsymptome beruhen tatsächlich auf der Angst vor dem Erbrechen und nicht auf der Angst vor anderen Dingen wie z.B. der Angst vor dem Kranksein an sich:
  - die Angst vor dem Erbrechen ist unabhängig von der Angst davor, dass eine möglicherweise mit der Angst einhergehende Übelkeit eine körperliche Ursache hat
  - die Angst vor dem Erbrechen tritt unabhängig von Zwangsangst auf. Zwangsangst wäre dadurch verursacht, dass ein innerer Zwang besteht, gewisse Handlungen auszuführen z.B. die zu verzehrenden Lebensmittel zu kontrollieren, und diese Handlungen aber nicht ausgeführt werden können. Die Angst vor dem Erbrechen muss also unabhängig von solchen Zwangshandlungen (egal ob sie ausgeführt werden oder nicht) auftreten.
  - die Angst vor dem Erbrechen ist kein Vorwand um nicht Essen zu müssen, mit dem Ziel, abzunehmen; es besteht kein Wunsch nach Gewichtsverlust bei vorliegendem Untergewicht (BMI<18)

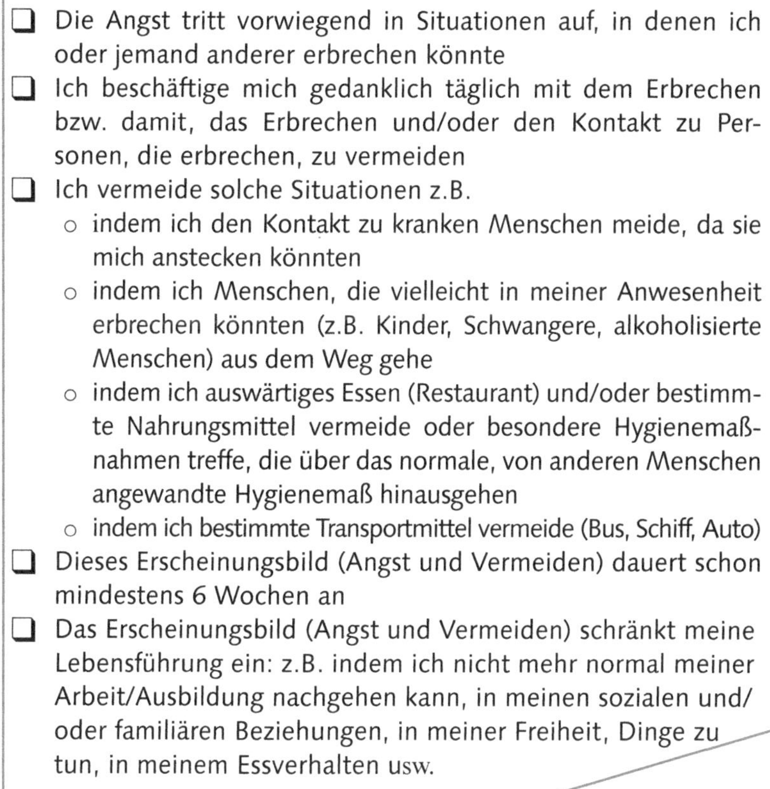

- ☐ Die Angst tritt vorwiegend in Situationen auf, in denen ich oder jemand anderer erbrechen könnte
- ☐ Ich beschäftige mich gedanklich täglich mit dem Erbrechen bzw. damit, das Erbrechen und/oder den Kontakt zu Personen, die erbrechen, zu vermeiden
- ☐ Ich vermeide solche Situationen z.B.
  - o indem ich den Kontakt zu kranken Menschen meide, da sie mich anstecken könnten
  - o indem ich Menschen, die vielleicht in meiner Anwesenheit erbrechen könnten (z.B. Kinder, Schwangere, alkoholisierte Menschen) aus dem Weg gehe
  - o indem ich auswärtiges Essen (Restaurant) und/oder bestimmte Nahrungsmittel vermeide oder besondere Hygienemaßnahmen treffe, die über das normale, von anderen Menschen angewandte Hygienemaß hinausgehen
  - o indem ich bestimmte Transportmittel vermeide (Bus, Schiff, Auto)
- ☐ Dieses Erscheinungsbild (Angst und Vermeiden) dauert schon mindestens 6 Wochen an
- ☐ Das Erscheinungsbild (Angst und Vermeiden) schränkt meine Lebensführung ein: z.B. indem ich nicht mehr normal meiner Arbeit/Ausbildung nachgehen kann, in meinen sozialen und/oder familiären Beziehungen, in meiner Freiheit, Dinge zu tun, in meinem Essverhalten usw.

Die Checkliste in Kasten 1 soll illustrieren, wie eine Diagnose von Emetophobie aussehen könnte. Wenn Sie alle Aussagen bestätigen können, liegt der Verdacht nahe, dass Sie tatsächlich an Emetophobie leiden.

Das „Vomit Phobia Inventory" (Veale, 2008; Veale et al., 2012) fragt darüber hinaus, ob die Betroffenen an Übelkeit leiden. Übelkeit ist tatsächlich ein häufiges Begleitsymptom, aber nicht zwingend notwendig für die Diagnose der Emetophobie. Außerdem beinhaltet Veales Fragebogen noch die Frage, ob die Betroffenen die Ursachen für die Übelkeit zu ergründen versucht haben. Auch das ist ein häufiges Verhalten, aber kein Kriterium für Emetophobie.

Die Forschung zur Emetophobie basiert oft auf den Definitionen anhand der beschriebenen Fragebögen. Dies trifft insbesondere auf die Internetumfragen zum Thema zu. Die Untersuchungen, die an Menschen mit Emetophobie durchgeführt werden, können sich also oft nicht auf eindeutig zuverlässige Diagnosen stützen, sondern auf „beschreibende" Klassifikationen. Dadurch kann es passieren, dass sich in die Gruppe der Befragten auch andere Phobien einschleichen oder dass in Studien auch Personen untersucht werden, die nicht an Emetophobie leiden, d.h. solche, bei denen die Angst nicht in dem Maße ausgeprägt ist, dass es für eine Diagnose reichen würde. So etwa untersuchten Lipsitz, Fyer, Paterniti und Klein (2001) eine Gruppe von Personen, die vorgaben, an Emetophobie zu leiden. Die Diagnose wurde nicht in Frage gestellt, dennoch lieferte diese erste Studie wichtige Informationen, von denen viele in genaueren Studien als korrekt bestätigt wurden. Ganz ähnlich verhält es sich mit der Studie von Veale & Lambrou (2006) an über 100 Teilnehmern. In dieser exploratorischen Umfrage beruhte die Diagnose der Emetophobie auf einer Selbsteinschätzung. Neuere Studien aus dem englischsprachigen Raum benutzen die besagten Fragebögen und Einzelinterviews in der Klinik oder via Telefon, um die Diagnose zu bestätigen.

In einer exploratorischen Internetumfrage im Jahr 2008 zum Thema Emetophobie und Übelkeit im deutschsprachigen Selbsthilfeforum auf der Homepage www.emetophobie.de (Höller, van Overveld, Jutglar & Trinka, 2013), deren Ergebnisse erstmals in der ersten Auflage (2009) dieses Buches veröffentlicht worden sind, wurden ebenfalls Kriterien abgefragt. Anschließend wurde dann eine Auswahl getroffen, um sicherzustellen, möglichst nur „echte" oder zumindest „stark" Betroffene einzubeziehen: Die Untersuchten mussten

1. unter Angst vor dem Erbrechen leiden
2. *und* mindestens eine von den folgenden Gegebenheiten aufweisen:
    - der Alltag ist durch diese Angst beeinträchtigt;
    - *oder* die Betroffenen ernähren sich (unspezifisch) „anders" wegen der Angst vor dem Erbrechen;
    - *oder* sie verzichten auf bestimmte Lebensmittel wegen der Angst vor dem Erbrechen.

3. *und* sie müssen ein Vermeidungsverhalten aufgrund der Angst vor dem Erbrechen entwickelt haben.

Nun mögen all diese Kriterien, Fragebögen, Checklisten etc. nützlich sein, wenn sie bei Erwachsenen angewandt werden. Aber für Kinder sind derartige Untersuchungsmethoden wenig hilfreich. Kinder mit Aussagen zu konfrontieren, ist problematisch, weil Kinder dazu tendieren, diese zu bestätigen. Das hat nichts damit zu tun, dass Kinder den Befrager anschwindeln möchten. Diese Tendenz hat ihre Ursache im Erinnerungsvermögen der Kinder. Bereits zum Zeitpunkt der Befragung verursacht eine suggestive Frage eine Vermischung des tatsächlich Erinnerten mit dem Inhalt der Frage, sodass das Kind glauben muss, sich tatsächlich mit dieser Aussage/Frage identifizieren zu können. Das heißt konkret, dass bei der Diagnose bei Kindern sehr behutsam umgegangen werden sollte und dass dies jedenfalls von einer Fachkraft durchgeführt werden sollte, die auf Kinder spezialisiert ist (in Deutschland wäre das z.B. der Kinder- und Jugendtherapeut). Ich kann sehr gut nachvollziehen, dass man als Mutter oder Vater vielleicht dieses Buch in den Händen hält und überlegt: Ist es das, was mein Kind hat? Bevor Sie aber nun mit der Checkliste zu Ihrem Kind laufen, bitte ich Sie zu überlegen, ob Sie die Checkliste auch durchsehen können, ohne das Kind gezielt zu fragen. Dies gilt insbesondere auch, wenn Sie eine Vermutung haben. In diesem Falle sollten Sie sich mit Ihrer Vermutung besser an einen Spezialisten wenden, um zu vermeiden, dass ihr Kind glauben möchte, es hätte Angst vor dem Erbrechen, und dabei war das Problem vielleicht doch ein ganz anderes. Mehr zum Thema Kinder gibt es in den Kapiteln „Entstehung der Emetophobie im Kindesalter" und „Therapie der Emetophobie bei Kindern".

1.4 Häufigkeit der Emetophobie

Die bisher vermutete Seltenheit der Emetophobie ist wohl der Grund für die mangelnde Bekanntheit und wohl auch für das geringe Interesse der weltweiten Forschung sowie für den einhergehenden, lang andauernden Mangel an spezifischen Diagnoseinstrumenten. Die Dresden Mental Health Study geht von einer Prävalenz von 0,1% aus (Becker et al., 2007). Die Prävalenz ist das Auftreten einer Störung in der Bevölkerung, das wäre also eine betroffene Person unter 1000 Personen. Das ist nicht wenig, wenn man die Emetophobie mit anderen Angststörungen vergleicht. Aufgrund der hohen Fehldiagnoserate könnte die Emetophobie sogar noch etwas häufiger sein als aufgrund der mangelnden Bekanntheit angenommen werden könnte (Rink, 2006). Diese Zahlen aus 2007 sind die wohl verlässlichsten Zahlen aus unserer Umgebung, auf die man sich stützen kann. Wenn Ihnen die Zahl sehr niedrig vorkommt, so halten Sie sich noch einmal die Diagnosekriterien vor Augen. Das Leben muss deutlich durch die Emetophobie beeinträchtig sein, der Betroffene muss sich täglich gedanklich mit dem Vermeiden und der Angst beschäftigen. Dieses Vollbild der Störung unterscheidet sich deutlich von der weit verbreiteten Abneigung gegenüber dem Erbrechen und ist viel seltener anzutreffen. De Jongh (2012) fasst zusammen, dass die eigentliche Emetophobie nur bei 0.1% der Bevölkerung anzutreffen ist, während die mildere Form der Angst vor dem Erbrechen bei 3.1 bis 8.8% vorliegt. Diese Unterscheidung zwischen Phobie und Angst ist aber nicht im ICD oder DSM abgebildet. Letzten Endes macht es für den Betroffenen auch wenig Sinn zu sagen, ob er an der klinischen oder subklinischen Angst leidet – wenn der Leidensdruck zu groß ist, möchte er behandelt werden und sollte diese Behandlung auch erhalten.

Es gibt also auch sehr viel höhere Prävalenzschätzungen von verschiedenen Forschern. Die höchsten vermuteten Zahlen reichen von 1,7-3,1% für Männer und 6-7% für Frauen (Philips, 1985; van Hout, Lansink, & Bouman, 2005; van Hout & Boumann, 2012). Diese Schätzungen sind gemäß der neueren Zahlen aus 2007 wohl etwas hoch gegriffen, aber auch verständlich, wenn man sich die rege Teilnahme von Personen an Emetophobie-Internetforen vor Augen führt. Aber wie schon erwähnt, die Teilnehmer in diesen Foren leiden nicht alle am klinischen Vollbild.

Vielmehr muss auch diese Gruppe noch einmal kritisch betrachtet werden. Die erwähnten Internetstudien untersuchten eigentlich eine

Gruppe von Personen, die ihre Angst im Internet mit anderen besprechen möchten. Das Ergebnis müsste also korrekt formuliert heißen: Es gibt 1,7-3,1% Männer und 6-7% Frauen, die ihre Angst vor dem Erbrechen in Internetforen besprechen UND an Internetstudien zum Thema teilgenommen haben. Die komplizierte Formulierung soll verdeutlichen, dass das nicht dasselbe sein kann, wie der prozentuale Anteil von Männern und Frauen in der Allgemeinbevölkerung, die an Emetophobie leiden. Zum einen ist Angst vor dem Erbrechen nicht immer gleich eine klinisch relevante Emetophobie, d.h. einige unter jenen, die das Forum nutzen, leiden vielleicht nur subklinisch (also zwar mit Leidensdruck, aber nicht mit dem Schweregrad des vollen Störungsbildes) an der Angst. Damit würde sich der geschätzte Anteil an Menschen mit Emetophobie verringern. Andererseits finden wohl auch nicht alle Menschen mit Emetophobie den Weg ins Internetforum, vielleicht weil sie nicht wissen, dass sie an einer Emetophobie leiden, vielleicht weil sie keine Internetforen mögen. Nur Personen, die ihre Probleme gerne in Foren besprechen werden sich dort registrieren. Vor dem Hintergrund, wann diese Internetumfragen durchgeführt worden sind, stellt sich auch die Frage nach dem Zeitgeist. Die Social Media waren damals noch stark im Kommen, während sie heute schon eher Normalität sind, d.h. es war keineswegs selbstverständlich, dass jeder an zahlreichen Foren und Newsgroups, Blogs etc. teilnahm. Die Teilnehmer waren daher vielleicht Personen mit einem ausreichend hohen Bildungsstandard und einem Sozialstatus, der zum damaligen Zeitpunkt zumindest reichte, um sich gelegentlich Zugang zum Internet zu verschaffen, und mit dem Wunsch, sich zu öffentlich zu äußern. Auf den Aufruf zu der Studie, die im Jahre 2008 im deutschen Forum www.emetophobie.de durchgeführt wurde, meldeten sich über 150 (selbst diagnostizierte) Menschen mit Emetophobie, allein im deutschsprachigen Raum. Im deutschen Forum waren zum damaligen Zeitpunkt 1583 Mitglieder registriert, auf der niederländischen Seite www.emetofobie.nl waren über 115.000 Menschen aus den Niederlanden und Belgien registriert, die sich über Emetophobie austauschen wollten.

Zwar ist die Häufigkeit schwer einzuschätzen, aber trotzdem kann mit großer Sicherheit gesagt werden, dass es offensichtlich mehr Frauen als Männer gibt, die an Emetophobie leiden. Die erste Internetstudie (Lipsitz, Fyer, Paterniti, & Klein, 2001) fand unter den vorwiegend amerikanischen Teilnehmern 89% Frauen, ein englisches Forscherteam (Veale & Lambrou, 2006) kam sogar auf 97% Frauen, in den Niederlanden (van Overveld, de Jong, Peters, van Hout, & Bouman, 2008) waren 88% weibliche Teilnehmer in der Studie und in unserer Internetstudie im deutschsprachigen Raum von 2008 (Höller, van Overveld, Jutglar & Trinka, 2013) fanden sich 97% Frauen. Abbildung 2 illustriert die Studienergebnisse zur Geschlechtsverteilung der Emetophobie.

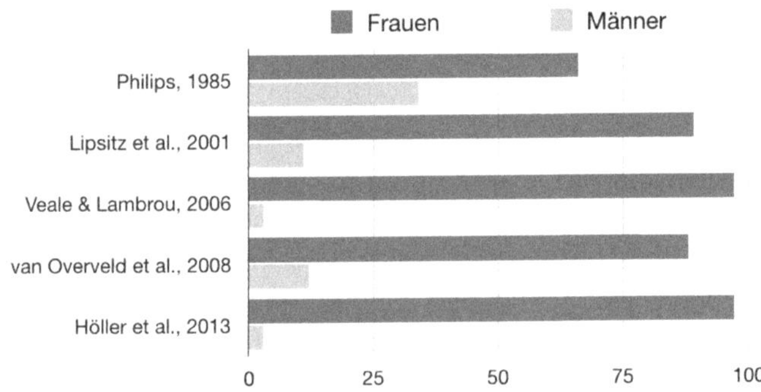

Abbildung 2: Geschlechtsverteilung der Emetophobie in der Literatur

Da die meisten dieser Zahlen auf Internetumfragen beruhen, müssen wir abermals überlegen, ob es sein könnte, dass das eher Frauen sind, die sich in Internetforen für Studien melden. Das mag daran liegen, dass es mehr Männer gibt, die nicht so gern über Probleme sprechen als solche, die sich über dieses Leid quasi öffentlich in einem Forum austauschen möchten. Trotzdem kann davon ausgegangen werden, dass der Überhang an weiblichen Teilnehmern an diesen Studien nicht allein der Untersuchungsmethode und der leichteren Auffindbarkeit weiblicher Patienten geschuldet ist. Die weibliche Überrepräsentation in dieser Patientengruppe würde sich durchaus mit der Tatsache decken, dass es im Allgemeinen mehr Frauen als Männer gibt, die mit Phobien zu kämpfen haben.

2 Phänomenologie der Emetophobie

Die Phänomenologie einer Störung ist ihr Erscheinungsbild. Die phänomenologische Herangehensweise in der Forschung beruht darauf, die Zustände und Veränderungen eines Objektes oder einer Situation zu beschreiben. Dass wir viele Informationen zur Phänomenologie der Emetophobie haben, beruht letztlich auf der bisher betriebenen Forschung. Die Emetophobie wurde bislang meist in Internetstudien über ihr Erscheinungsbild untersucht (Lipsitz, Fyer, Paterniti, & Klein, 2001; Nigbur, Bohne, & Gerlach, 2007; vanHout, Lansink, & Bouman, 2005; vanOverveld, de Jong, Peters, vanHout, & Bouman, 2008; Veale & Lambrou, 2006, Höller, van Overveld, Jutglar & Trinka, 2013).

2.1 Zeitlicher Verlauf

Wie in der ersten Internetstudie zur Emetophobie (Lipsitz, Fyer, Paterniti, & Klein, 2001) herausgefunden wurde, bestätigen weitere Ergebnisse, dass der Beginn der Angst meist in der Kindheit liegt. In unserer Umfrage aus 2008 begann die Störung im Mittel bei 9,69 Jahren (SD=6,52). Das bedeutete, dass die Befragten im Schnitt 14,47 Jahre (SD=9,06) an Emetophobie litten. Die Werte unserer Studie sind durchaus vergleichbar mit jenen anderer Forscher (Lipsitz, Fyer, Paterniti, & Klein, 2001; Veale & Lambrou, 2006). So etwa litt eine über 30jährige Patientin in Island schon seit ihrer Kindheit an der Störung, und da die Angst verheimlicht und infolge dessen auch nicht behandelt wurde, hatte die Störung während dieser langen Zeit viele Aspekte des Lebens der jungen Frau beeinflusst (Snaebjarnardottir & Sigurdsson, 2014).

Weiters gaben etwa zwei Drittel der Befragten in unserer Internetumfrage an, ständig an dieser Angst zu leiden, ein Drittel mit Unterbrechungen. Unter jenen, die nicht durchgehend Angst vor dem Erbrechen hatten, machte ein Viertel Angaben zur Dauer der Angstphasen. Es zeigten sich große Unterschiede in der Anzahl (1-12) und Dauer der Unterbrechungen (Stunden bis zu 12 Jahre).

Dabei fielen 10,5% auf eine Unterbrechung von mindestens einem Jahr.

2.2 Angst vor dem Erbrechen in verschiedenen Varianten

Die spezifische Angststörung Emetophobie tritt in einem breiten Spektrum an Verhaltensauffälligkeiten auf. Einheitlich ist das Vermeiden der Betroffenen. Sie vermeiden gänzlich die Konfrontation mit dem Erbrechen, egal ob es sich um eigenes oder fremdes Erbrechen handelt. Sie leiden unter Angstzuständen und oft sogar Panikattacken, wenn es auch nur im Entferntesten um eine Annäherung an das gefürchtete Thema geht. Es finden sich aber auch Betroffene, die nur dann starke Angstgefühle entwickeln, wenn sie selbst Übelkeit verspüren. Diesen Betroffenen macht es nichts aus, wenn andere Menschen erbrechen müssen. Es gibt andererseits auch Betroffene, die ein eigenes Erbrechen ohne Angstzustände ertragen können, aber in Panik versetzt werden, wenn dies andere tun. Allerdings haben deutlich mehr Betroffene Angst vor eigenem als vor fremdem Erbrechen (Veale & Lambrou, 2006; Höller, van Overveld, Jutglar & Trinka, 2013). In unserer Internetstudie gaben gut ein Drittel an, nur Angst vor eigenem Erbrechen zu haben, unter 10% hatten nur Angst vor fremdem Erbrechen, und gut die Hälfte vor beidem. Außerdem betrifft die Angst, öffentlich mit dem Reiz des Erbrechens konfrontiert zu sein mehr Befragte (68,6%) als jene, die sich nur privat fürchten (7,6%) oder vor beidem gleich viel (23,7%). Abbildung 3 bietet eine Übersicht über diese Ergebnisse.

Lipsitz und Kollegen (Lipsitz, Fyer, Paterniti, & Klein, 2001) fanden in ihrer Studie ebenso heraus, dass die Angst vor dem Erbrechen in der Öffentlichkeit deutlich größer ist, als zu Hause: fast zwei Drittel der Befragten hatten mehr Angst, in der Öffentlichkeit zu erbrechen, fast ein Drittel hatte zu Hause und in der Öffentlichkeit gleich viel Angst. Die gute Übereinstimmung der Daten verschiedener Studien bestätigt, dass die Emetophobie ein doch relativ spezielles Störungsbild ist, das in den vereinigten Staaten von Amerika und dem deutschsprachigen Raum in Europa durchaus auf vergleichbare Weise auftritt.

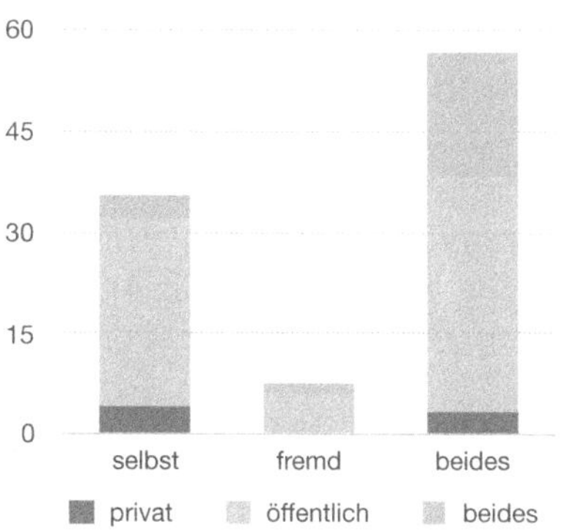

Abbildung 3: Angst privat/öffentlich und vor eigenem/fremdem Erbrechen

Neben dem Fokus der Angst unterscheiden sich die Betroffenen auch im Hinblick darauf, ob sie, wenn sie schon erbrechen müssen, alleine sein wollen oder ob sie die Vorstellung nicht ertragen, alleine erbrechen zu müssen. Diese Betroffenen brauchen in dieser für sie stark angstbesetzten Situation einen Menschen, meistens eine nahe stehende Bezugsperson, der für sie da ist. In unserer Internetstudie gaben 53,4% der Befragten an, beim Erbrechen lieber alleine zu sein. 9,3% fanden, dass es auch alleine gehen würde während 19,5% lieber jemanden als Beistand dabei hätten. 12,7% gaben an, dass sie jemanden als Beistand unbedingt bräuchten (5,1% machten keine Angabe). Umgekehrt gaben etwa zwei Drittel der Befragten an, jemandem, der erbrechen müsste, nicht beistehen zu können. Gut ein Drittel fand, es käme darauf an, wer der Betroffene wäre. Nur wenige (1,7%) gaben an, sie könnten jemandem beim Erbrechen beistehen.

Diese Zahlen verdeutlichen, wie unterschiedlich die Emetophobie sich manifestieren kann. Diese Ausprägungen könnten vielleicht in Interaktion mit der Persönlichkeit der Betroffenen entstehen, doch noch gibt es dazu keine Studien.

2.3 Intensität und Profil der Angst

Die Intensität der Angst ist etwas, was schwer messbar ist und letztendlich auf subjektivem Erleben beruht. Wir haben die Teilnehmer der Internetstudie gebeten, ihre Angst als Angabe in Prozent (von 0 bis 100) auszudrücken. Diese lag bei einem Mittelwert von 87,42% (SD=15,09%).

In einigen Fragen zum Erleben der Angst haben wir versucht, ein Profil der Aspekte zusammenzustellen, welches das Erleben der Betroffenen verdeutlichen soll. Hierzu wurde den Betroffenen im Fragebogen jeweils eine Frage zum Erleben gestellt, und sie konnten dann unter mehreren Aspekten die wichtigsten auswählen bzw. auch freie Antworten hinzufügen. Beispielsweise lautete eine Frage: „Was ängstigt Sie am Erbrechen besonders?" Aus den Antworten erstellten wir eine Reihung der meistgenannten Aspekte. Da stand allen voran das Würgegefühl (~80%), dicht gefolgt vom Anblick des Erbrochenen und dem Geräusch (beides ~70%), dem Geruch (~65%), und dann weiter abgeschlagen zu je knapp ein Drittel der Ekel vor sich selbst und die Angst daran zu Ersticken. Des Weiteren wurden Kontrollverlust und/oder Hilflosigkeit (~16%) und der Geschmack (5%) genannt. Vereinzelt wurden außerdem die Übelkeit, die Angst aufzufallen bzw. die Peinlichkeit in der Öffentlichkeit, der Schmerz und Suizidgedanken beschrieben. Einige Befragte erklärten, dass schließlich der ganze Akt an sich (also die Situation als Ganzes) ängstigend und nicht die Einzelheiten alleine ausschlaggebend seien. Die Angst vor dem Ersticken wurde auch in einer Fallstudie (Maack, Deacon & Zhao, 2013) thematisiert, in welcher die Betroffene zudem befürchtete, sie könnte ihre Zunge verschlucken.

Wir fragten außerdem nach dem Horroszenario, und wie sich die Betroffenen ihre Reaktion darauf ausmalten bzw. was sie erwarteten, dass passieren würde, wenn sie mit dem Erbrechen konfrontiert würden. Bei Konfrontation mit dem Erbrechen, wurden unter den zur Auswahl stehenden möglichen Reaktionen der Wunsch wegzulaufen (~84%), Ekel (~74%), die Angst, selbst zu erbrechen (~70%), Schweißausbrüche (~54%), die Angst vor dem Erbrochenen (~31%) und Schwindelgefühle (~31%) ausgewählt. Frei dazu genannt wurde außerdem Übelkeit (~10%), Panik (8%), Herzrasen (~7%) und kreisende oder sich aufdrängende Gedanken und Bilder noch über längere Zeit nach der Konfrontation (~6%). Vereinzelt wurden Depressionen oder depressive Reaktionen wie weinen, Aggressionen, Angst sich anzustecken, Hilflosigkeit und physiologische Symptome wie Zittern, Frieren oder Durchfall genannt.

Price, Veale und Brewin (2012) berichteten von sich aufdrängenden Angstgedanken bei 81% der Befragten in einer Gruppe von 36 nach DSM-IV klinisch diagnostizierten Fällen von Emetophobie. Diese sich aufdrängenden Gedanken waren multisensorisch, d.h. mit mehreren Komponenten der visuellen, akustischen oder taktilen Wahrnehmung, oder auch Übelkeit und Geruch. Sie hatten bei 52% der Befragten Erinnerungen aus dem Erwachsenenleben, bei 31% Erinnerungen aus der Kindheit und bei 17% sogenannte „flash forwards" – also Vorstellungen von Katastrophenszenarien – zum Inhalt. Die Autoren dieser Studie hatten gewiss eine etwas andere Frage gestellt, nämlich die nach den sich aufdrängenden Gedanken. Wir hatten diese Option nicht einmal als Antwortoption gegeben, da es sich bei unserer Frage ja eher um die akuten Reaktionen auf das Erlebnis drehte, während Price und ihr Team die chronische Manifestation charakterisierte. Es wäre interessant zu untersuchen, ob häufigere Konfrontationen (nicht im Sinne einer Therapie, sondern im Sinne von Anschürer-Erlebnissen) mit einer erhöhten Neigung zu sich aufdrängenden Gedanken einhergeht.

2.4 Vermeidung

Die Angst vor dem Erbrechen bringt – wie andere spezifische Phobien – das Vermeiden von Situationen und Faktoren mit sich, die zu einer Konfrontation mit dem Erbrechen führen könnten. Die Forschergruppe um Lipsitz (Lipsitz, Fyer, Paterniti, & Klein, 2001) berichtete, dass 62% der befragten Menschen mit Emetophobie soziale Einbußen in Kauf nahmen, 34% familiäres Vermeidungsverhalten aufwiesen, ca. 20% der Betroffenen Probleme mit der Arbeitswelt hatten, 9% Schwierigkeiten in der Schule hatten und 70% berichteten eine Beeinträchtigung der Freizeitaktivitäten. Betroffene geben auch an, den Kontakt mit Kindern oder schwangeren Frauen meiden, da diese in ihren Augen ein hohes Risiko bergen, sich zu übergeben. Als lebensverändernde Einschränkung kann vermerkt werden, dass in der untersuchten Gruppe von Lipsitz und Team 44% der weiblichen Betroffenen eine Schwangerschaft aus Angst vor der damit verbundenen Übelkeit und dem Erbrechen mieden. Die Angst bestimmt also die Familienplanung. Ein weiteres Viertel der Befragten berichtete, dass sie eine Schwangerschaft aus diesem Grund zwar gefürchtet hatten, aber ihrem Kinderwunsch trotzdem nachgegeben hatten. Schließlich meinten auch 12% der weiblichen Befragten, dass sie die Schwangerschaft wegen der Angst vor dem Erbrechen besonders unangenehm erlebt hatten.

Das Vermeideverhalten aufgrund der Emetophobie galt auch als Diagnosekriterium und daher als notwendiges Einschlusskriterium in unserer Studie. Das heißt, Personen ohne Vermeideverhalten wurden in den statistischen Auswertungen nicht berücksichtigt. Ausgesprochen verbreitet ist das Vermeiden von Lebensmitteln, das von knapp zwei Dritteln angegeben wurde. Darauf werden wir im Abschnitt zum Essverhalten genauer eingehen. Dieses Vermeiden äußerte sich außerdem im Vermeiden von Veranstaltungen (Partys, Feste, Discos ~46%), öffentlichen Verkehrsmitteln (insbesondere Bus, aber auch Bahn u.a. ~30) und Vergnügungspark-Anlagen (Achterbahn, Karussell 20%).

Auch Menschenansammlungen werden gemieden (~19%). Insbesondere gaben ~12% an, es zu vermeiden, kranken Menschen (insbesondere mit Magen-Darm-Grippe) zu begegnen. Die Befragten vermeiden es, Alkohol selbst zu trinken (~11%) und Alkoholisierten zu begegnen (~10%), oder anderen Menschen zu begegnen, von denen angenommen wird dass ihnen übel werden könnte (zusammengenommen Kinder/selbst Kinder zu haben und Schwangere ~10%). Auch erwähnenswert ist das Vermeiden von Schifffahrten (~9%), Flugreisen (~7%), Autofahrten (4%), oder gar von sozialen Kontakten (z.B. Freunde, Beziehungen ~4%).

Vereinzelt (max. dreimal) wurden auch genannt: öffentliche Toiletten, auswärts zu übernachten, im Mittelpunkt zu stehen, Sport bzw. Bewegung, in der Öffentlichkeit zu essen, Restaurants, anderen beim Essen zuzusehen, Familientreffen, Drogen, Zigaretten, Sex, bestimmte Medikamente zu nehmen oder eben keine Medikamente gegen Übelkeit dabei zu haben, Sonne, Wartezimmer, Arztbesuche, öffentliche Gebäude, Höhen, Situationen, in denen schon einmal Übelkeit aufgetreten war, Situationen ohne Fluchtmöglichkeit bei auftretender Übelkeit und alleine zu sein. Einzelne gaben an, überhaupt zu Hause zu bleiben oder ohne ein Behältnis (etwa eine Plastiktüte) für den „Notfall" nicht aus dem Haus zu gehen.

Kasten 2: Top-10 der vermiedenen Dinge bei Patienten mit Emetophobie

1. Bestimmte Lebensmittel
2. Veranstaltungen (Party, Fest, Disco...)
3. Menschenansammlungen
4. Öffentliche Verkehrsmittel benutzen
5. Kontakt zu Kranken
6. Alkohol trinken
7. Alkoholisierten begegnen
8. Kinder und Schwangere, Kinder und Schwangerschaft
9. Schifffahrten
10. Flüge bzw. Flugreisen

Die Betroffenen sind in ihrem Alltag also maßgeblich eingeschränkt. Sie können ihre Beziehungen nicht pflegen, die Ausbildung nicht verfolgen, nicht zur Arbeit gehen, denn Reize, die Angst auslösen können, sind überall, z.B.:

- jegliche Konfrontation mit dem Erbrechen (persönliches Umfeld, eigener Körper, Filme, Zeichnungen etc.).
- bestimmte Körperreaktionen, wie Magenknurren oder Schwindel.
- bestimmte Geräusche, wie Husten oder Räuspern.
- Nahrungsmittel, die Erbrochenem ähnlich sehen oder danach riechen, wie bestimmte Suppen beispielsweise oder extrem übel riechender Käse u.v.a.

Hält man sich vor Augen, wie groß die auftretende Angst ist, so wird verständlich, dass die Betroffenen möglichst versuchen, dieser Angst aus dem Weg zu gehen. Die Liste an zu vermeidenden Dingen wird sehr lang.

Zum Verlauf des Vermeideverhaltens gefragt, schätzte etwa ein Drittel, dass es mit dem Verlauf der Emetophobie nicht stärker geworden wäre, zwei Drittel nahmen subjektiv aber eine Verschlechterung wahr, die überwiegend als zunehmende Einschränkung wahrgenommen wurde, aber auch als größere Angst und soziale Einbußen bis hin zur Isolation. Allerdings bemerkte etwa ein Viertel auch eine Besserung im Vermeideverhalten, wovon ~13% dazu explizit angaben, dass ihnen eine Therapie oder Selbstkonfrontation (d.h. diese Personen begeben sich absichtlich in beängstigende Situationen um damit umgehen zu lernen) geholfen hätte.

2.5 Essverhalten

Bei den Top 10 des Vermeideverhaltens steht das Vermeiden von Lebensmitteln an oberster Stelle. Das Essverhalten ist bei vielen Betroffenen gestört, da sie nur sehr wenig oder unregelmäßig essen können oder bestimmte Nahrungsmittel meiden. So wurde die

Emetophobie 2017 auch im klinischen Handbuch für komplexe und atypische Essstörungen behandelt – dabei wird auch hervorgehoben, dass es sich nicht um eine Essstörung handelt, sondern um eine Phobie. Die Fachwelt wird mit diesem Aufsatz auf viele Parallelen und wesentliche Unterschiede aufmerksam gemacht (Keyes & Veale, 2017). Veale, Costa, Murphy und Ellison (2012) unterscheiden drei Arten von Verzicht beim Essen, die bei Emetophobie anzutreffen sind:

1. Die Menge wird eingeschränkt, um die Menge des erbrechbaren Mageninhaltes zu reduzieren, oder weil eine reduzierte Menge bereits mit der Wahrnehmung eines vollen Magens assoziiert wird, und befürchtet wird, dass weiteres Essen zum Erbrechen führen könnte.
2. Essen in bestimmten Situationen wird eingeschränkt, insbesondere solche, in welchen die Betroffenen keine Kontrolle über die Zubereitung des Essens haben, d.h. wenn jemand anderer gekocht hat also z.B. bei Einladungen oder in Restaurants. In den Augen der Betroffenen führt die mangelnde Kontrolle zu einem erhöhten Risiko für Erbrechen durch Keime oder verdorbene Lebensmittel.
3. Die Vielfalt der Lebensmittel wird eingeschränkt, indem auf bestimmte Lebensmittel verzichtet wird. Bestimmte Lebensmittel werden mit einem erhöhten Risiko für Erbrechen vergesellschaftet, z.B. Fisch und Meeresfrüchte, aber auch Lebensmittel, die in der Vergangenheit zum Erbrechen geführt haben.

In der Studie von Veale, Costa, Murphy und Ellison (2012) berichtete gut ein Drittel der Befragten ein vermeidendes Essverhalten. Drei Viertel der Befragten in der Studie von Lipsitz und Kollegen (Lipsitz, Fyer, Paterniti, & Klein, 2001) gaben an, dass sie auf eine gewisse Art und Weise essen und/oder nur bestimmte Lebensmittel zu sich nehmen und/oder bestimmte Rituale rund um das Essen pflegten, z.B. exzessives Waschen oder wiederholtes Überprüfen der Haltbarkeit der Lebensmittel, da sie befürchten, vielleicht ein Nahrungsmittel zu sich zu nehmen, das bereits verdorben sein könnte oder das durch Keime zu einer Infektion mit einhergehender Übelkeit führen könnte. Daher fällt auch für viele Menschen mit Emetophobie ein Restaurantbesuch flach, da sie dort die hygienischen Zubereitung sowie die Haltbarkeit der Lebensmittel nicht überprüfen können.

In unserer Studie gab etwa ein Viertel der Befragten an, normal zu essen. Die übrigen drei Viertel bezeichneten ihre Nahrungsaufnahme als abnormal. Diese Zahl deckt sich mit den Studienergebnissen aus Kanada, was auch an der Formulierung unseres Fragebogens liegen könnte, die an die kanadische Version angelehnt wurde. In der Studie von Veale hingegen wurde nach Vermeideverhalten gefragt, das nur bei einem Drittel gefunden wurde. Die Mehrheit der Befragten in unserer Studie führten als Gründe für ein abnormales Essverhalten die Angst vor dem Erbrechen (80%) an. Weitaus weniger gaben als Gründe die Angst vor dem Zunehmen (~22%), Allergien (~18%), Übelkeit (~8%) und andere Gründe (~7%) an. Als Folgen des abnormalen Ernährungsverhaltens bestätigten ~20% einen Energiemangel bei Arbeit/Freizeit wegen der Unterernährung. Etwa 18% gaben an, sie würden nie essen können, was eben gekocht wurde, da sie immer separat essen würden. Etwa ein Drittel gab an, in kein Restaurant gehen zu können, ebenfalls ein Drittel der Befragten fand ständig Ausreden, wenn sie zum Essen eingeladen wurden. Als freie Antworten wurden öfter als einmal genannt, dass vor Ausgängen (außer Haus gehen) das Essen vermieden wurde und dass Essen außer Haus – also in Restaurants, bei anderen Leuten usw. – im Allgemeinen vermieden würde bzw. sehr schwer fällt. Dementsprechend fanden sich auch Angaben, dass es eher schwierig wäre, in Gegenwart anderer zu essen und dass Mindesthaltbarkeitsdatum und Reinheit der Lebensmittel bei manchen Befragten eine Rolle spielen. Ein Drittel der Befragten bestätigte, bestimmte Koch- bzw. Zubereitungsrituale zu pflegen. Knapp die Hälfte der Befragten pflegte bestimmte Essrituale.

Etwa zwei Drittel der Studienteilnehmer gaben an, auf bestimmte Lebensmittel zu verzichten. Unter den Angaben, auf was nun konkret verzichtet würde, wurden besonders häufig rohe Eier bzw. Speisen mit rohen Eiern (~17%), Fleisch, insbesondere rohes Fleisch und Hackfleisch (~14%), Fisch (12%), Alkohol (~11%), Fett bzw. fette Speisen (~9%), leicht verderbliche Speisen bzw. Speisen, von denen bekannt ist, dass sie eine Salmonellengefahr bergen (~6%), Milch bzw. Milchprodukte (~6%) und Fast-Food (4%) genannt. Weitere, seltenere Nennungen umfassten Knoblauch, warme Gerichte, Suppen, Torten und dergleichen.

Wir überlegten uns, dass es auch sein könnte, dass Lebensmittel zwar konsumiert würden, jedoch mit einem unguten Gefühl. Fragte man also nicht nach dem Verzicht, sondern nach Angst, so gaben nur etwa 6% der Befragten an, vor keinen bestimmten Lebensmitteln Angst zu haben. Die überwältigende Mehrheit (~91%) hatte vor verdorbenen Lebensmitteln Angst, ~70% vor Bakterien, ~60% vor Alkohol, etwa ein Viertel wählte Fett und ~2% Zucker. Zusammenfassend kann festgehalten werden, dass der Großteil der vermiedenen Lebensmittel ein gewisses Risiko bergen, sich mit Bakterien zu infizieren, da Magen-Darm-Erkrankungen mit Erbrechen einhergehen, neben einer weiteren häufigen Vermeidung von Alkohol, da dessen exzessiver Genuss ebenfalls zu Erbrechen führen kann. Die anderen genannten Speisen dürften aus anderen Gründen genannt worden sein, z.B. indem diese in der eigenen Vorgeschichte zu Übelkeit geführt haben.

Könnte das Vermeiden von Lebensmitteln auch andere Gründe haben als die Emetophobie? Das ist naheliegend. Ein Blick in den Supermarkt suggeriert, dass heute Lebensmittelunverträglichkeiten oder eine bewusste Entscheidung für oder gegen bestimmte Lebensmittel aus ethischen, religiösen oder anderen Gründen weit verbreitet zu sein scheinen. Auch eine Diät mit dem Ziel einer Gewichtsreduktion kann zum Vermeiden von besonders Fett- oder zuckerreichen Lebensmitteln führen. Wohlbemerkt war die Angst vor speziellen Lebensmitteln nur bei etwa 8% der Befragten in der Sorge um das Körpergewicht begründet. Dieser Punkt ist wichtig, wie wir später in der Unterscheidung zur Anorexie noch sehen werden. Der Großteil, also etwa 91%, gaben hingegen als Grund an, von den jeweiligen Lebensmitteln möglicherweise erbrechen zu müssen. Entscheidend war für ~71% der Befragten auch, dass sie Angst davor zu hatten, zu viel zu essen und auf Grund dessen dann vielleicht erbrechen zu müssen. Ohne die Angst vor dem Erbrechen meinten allerdings auch nur ~53%, dass sie normal essen könnten.

2.6 Somatisierungen

Boschen (2007) sowie Baeyens und Philippot (2006) betonen, dass alle Aspekte der Emetophobie einen stark somatischen, d.h. körperlichen Charakter haben. Die Forscher sehen daher eine besondere Relevanz der gastrointestinalen Empfindungen bei Emetophobie. Menschen, die unter spezifischen Phobien, aber auch unter einer Panikstörung oder einer posttraumatischen Belastungsstörung leiden erleiden immer wieder mehr oder weniger starke Angstschübe. Bei diesen beginnen sie zu schwitzen, das Herz pocht immer schneller und Schwindelgefühle stellen sich ein. Es ist in der psychologischen Diagnostik durchaus üblich, Angststörungen in erster Linie durch diese körperlichen Erscheinungen von anderen Störungen zu unterscheiden. Aber auch Lampenfieber kennt fast jeder gesunde Mensch – wer hat noch nie die berühmten Schmetterlinge im Bauch gespürt oder dass der Magen Achterbahn fährt? Boschen (2007) sowie Baeyens und Philippot (2006) sehen hier die Analogie zu anderen Angststörungen, nur eben mit dem für die Emetophobie typischen Fokus auf die gastrointestinalen Symptome. Diese Symptome, allen voran die Übelkeit, werden geradezu heraufbeschworen, da sie erwartet werden. Die Erwartung führt zu einer erhöhten Aufmerksamkeit auf Anzeichen einer möglichen Übelkeit, ein verstärktes „Hinspüren" in die Magengegend, Sorgen bei der kleinsten Regung (z.B. Verdauungsgeräusche) und steigernde Beunruhigung – und schon ist die Übelkeit „echt" – aber eben hausgemacht.

Wir können die Somatisierung der Angst auch aus einem Neuroimmunologischen Standpunkt betrachten. Menschen mit Emetophobie reagieren auf Stresssituationen eher mit Übelkeit als mit Kopfschmerzen. Sie verspüren die Übelkeit schon beim Gedanken an eine Magen-Darm-Grippe und erkranken dann möglicherweise auch leichter daran. Das Immunsystem hängt ganz eng mit der Psyche zusammen, u.a. über das Stresshormon Cortisol. Das ist sinnvoll, da so die zentralen Systeme entscheiden können, wofür nun gerade die meiste Energie gebraucht wird. Der Cortisol-Spiegel ist im Schlaf niedrig, sodass das Immunsystem an der Regeneration arbeiten kann, und tagsüber (besonders Vormittags) hoch, was eine hohe Leistungsfähigkeit mit sich bringt. Der Cortisol-Spiegel steigt aber auch bei Angst. Ein Beispiel für diese Funktionalität bietet das Tierreich (Ewert, 1998): Stellen Sie sich vor, dass zwei Halbaffenmännchen um den Rang des Alphamännchens, also das mächtigste Männchen, in der Gruppe kämpfen. Der Sieger bekommt von seinem Körper als Belohnung einen Testosteronschub – er fühlt sich stark und kann sich von den Wunden, die er im Kampf davongetragen hat, gut erholen. Der Verlierer aber bekommt einen Cortisolschub – ein Stresshormon, welches das Immunsystem herunterreguliert. Dieser Verlierer kann sich vom Kampf nicht besonders gut erholen, wird daher vielleicht krank und stirbt an den Folgen. Daran lassen sich evolutionstheoretische Überlegungen zum Überleben des Stärkeren bzw. Besseren anknüpfen.

Entwickelt ein Mensch nun bewusst oder unbewusst Angst vor einer Krankheit und deswegen eine Erwartung und erhöhte Aufmerksamkeit für Krankheitssymptome, so steigt wegen der Angst möglicherweise das Cortisol an. Durch einen Anstieg an Cortisol verfällt das Immunsystem in einen Zustand geringerer Aktivität. Das heißt, alleine durch die Erwartung einer Krankheit wird es schon wahrscheinlicher, dass sie tatsächlich ausbricht. Dieses Phänomen tritt auch bei hypochondrischen Menschen und teilweise auch bei solchen mit somatoformen Störungen auf. Psychischer Stress greift das Immunsystem an, da sich der Körper die Energie für andere Stressreaktionen vorbehält, statt diese dem Immunsystem zur Verfügung zu stellen.

Soweit ist der kognitive Aspekt, also die Gedanken, die Menschen mit Emetophobie bei Konfrontation mit Angstreizen ausbilden, direkt mit den Körperfunktionen verbunden.

2.7 Übelkeit

Das Somatisieren führt uns konkret zum Thema Übelkeit, mit welcher sich ein Großteil der Betroffenen auseinandersetzen muss (~83%; Höller, van Overveld, Jutglar & Trinka, 2013). Manche Betroffenen sprechen sogar von einer „24-Stunden-Übelkeit", die sie nicht mehr loszulassen scheint. Für die Übelkeit liegt meist kein organischer Grund vor, sodass sie als unspezifische somatoforme Störung bezeichnet werden könnte. Das heißt, dass eine Ursache in der Psyche ein körperliches Symptom hervorruft. Wie an verschiedenen Stellen (Diagnose, Komorbiditäten) angeführt, reicht das Vorhandensein der Symptome zweier Störungen nicht aus, um beide Diagnosen zu stellen. Es stellt sich daher die Frage, ob die eine Störung nicht besser durch die andere erklärt werden kann, anstatt sie als einzelne, unabhängige Symptombündel anzusehen. Dementsprechend kann der Grund der Übelkeit in der Emetophobie vermutet werden – die Übelkeit ist ein Symptom, das zur Emetophobie gehören kann.

Da Betroffene panische Angst vor dem Erbrechen haben, sind sie besonders wachsam auf Anzeichen, die sie möglichst früh vor einem auftretenden Brechreiz warnen würden. Je wachsamer sie sind, umso stärker interpretieren sie Anzeichen. Magenknurren, Schwindelgefühle, Speichelfluss u.a. lösen eine Alarmiertheit aus. Diese führt zur Befürchtung, nun bald Übelkeit zu verspüren. Diese Befürchtung entspricht einer sich selbst erfüllenden Prophezeiung: Die Betroffenen achten noch stärker auf die Signale des Körpers und interpretieren diese mit steigender Wachsamkeit und steigender Angst. Zur Angst kommt ein flaues Gefühl im Magen, das den meisten Lesern aus besonderen Situationen wie Prüfungen, Bewerbungsgesprächen o.ä. bekannt sein dürfte. Ein flaues Gefühl im Magen wird von Personen mit Emetophobie aber tendenziell falsch eingeordnet und schon ist sie da, die Übelkeit. Gleichzeitig steigt die Angst – mit ihr die Übelkeit, dadurch wieder die Angst, usw. möglicherweise bis hin zu einer Panikattacke. Sehr schnell kann man einsehen, dass es sich hierbei um einen Teufelskreis mit einer fatalen Aufwärtsspirale handelt: Angst vor dem Erbrechen – erhöhte Wachsamkeit – erhöhte Wahrnehmung von potentiellen

Signalen – erhöhte Angst und Befürchtung – Übelkeit – erhöhte Angst vor dem Erbrechen – erhöhte Wachsamkeit usw. Abbildung 4 stellt diesen teuflischen Kreislauf graphisch dar.

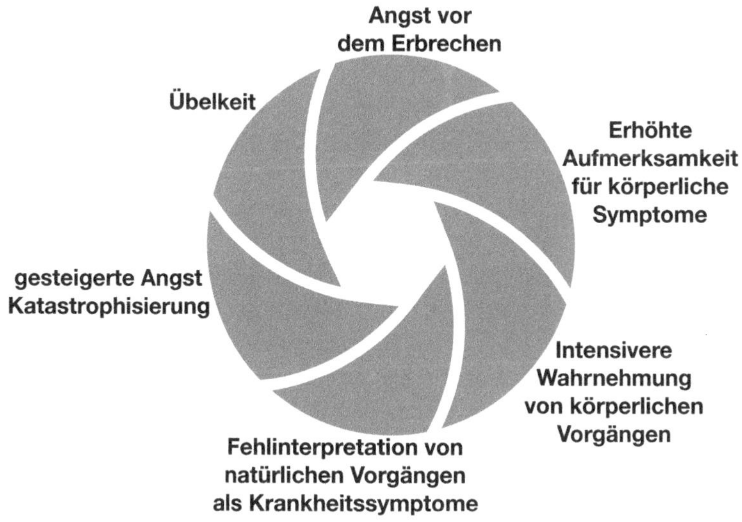

Abbildung 4: Teufelskreis der Emetophobie und der Übelkeit

Dieser Teufelskreis kann gut mit jenem von Panikattacken verglichen werden: Hier verhält es sich ebenso, nur ist die Befürchtung nicht auf das Erbrechen konzentriert sondern die Gedanken lauten hierbei eher „Ich kriege einen Herzinfarkt!" oder „Ich drehe durch!" oder „Ich muss ersticken!". Personen mit Panikattacken verspüren in erster Linie Herzrasen, Schwindelgefühle und Atemnot. Ähnlich wie bei Menschen mit Emetophobie kann diese sich nach oben drehende Spirale durch „nichts" ausgelöst werden, allein der Gedanke „Wann kommt die nächste Attacke?" leitet die Aufmerksamkeit auf den Rhythmus des Herzschlages, auf Körpertemperatur, Atem etc., und allein die Aufmerksamkeit erhöht den Herzschlag, führt zu Hyperventilation und als Konsequenz daraus zu Schwindel. Nun ist es aber bei Panikattacken so, dass die Betroffenen nicht ersticken, nicht durchdrehen und keinen Herzinfarkt erleiden. Bei Menschen mit Emetophobie hingegen führt die aufgeschaukelte Angst tatsächlich zu Übelkeit, d.h. das Horrorszenario tritt – zumindest zum Teil – wirklich ein. Die gelernte Angst wird dadurch noch gestärkt, da sie ja bestätigt wird (Boschen, 2007).

So gesehen handelt es sich also um eine psychisch verursachte Übelkeit. Allerdings stellt sich hier die Frage, welches Symptom zuerst da war: die Übelkeit oder die Angst vor dem Erbrechen? Es könnte ja auch sein, dass die Emetophobie durch eine anhaltende Übelkeit körperlichen Ursprungs ausgelöst wurde. Tritt die Übelkeit schon vor der Emetophobie auf, so gilt es, die Übelkeit, d.h. ihre auslösenden und aufrechterhaltenden Faktoren, zu verstehen. Bei ~7% der Befragten unserer Internetstudie begann die Übelkeit zeitlich früher als die Angst vor dem Erbrechen u.z. im Mittel 2,4 Jahre vorher (SD=1,43 Jahre). Bei ~36% begannen Übelkeit und Angst gleichzeitig, bei ~38% begann die Angst zeitlich vor der Übelkeit u.z. im Schnitt 10,24 Jahre früher (SD=6,66 Jahre). In Abbildung 5 sehen Sie diese möglichen Verläufe.

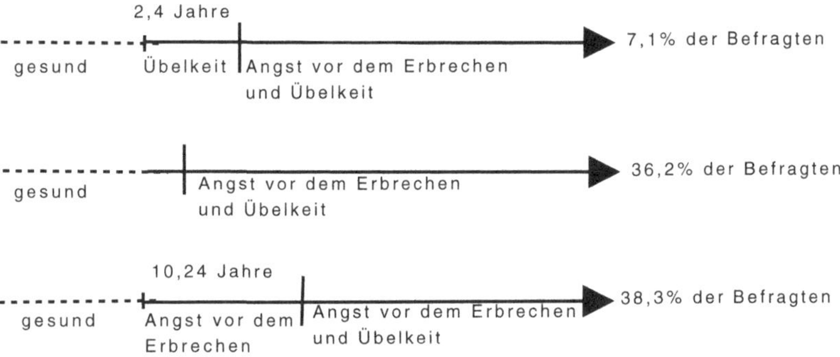

Abbildung 5: Verlauf von Angst vor dem Erbrechen und Übelkeit

Die Übelkeit tritt bei den meisten Betroffenen (~71%) mit Unterbrechungen auf, bei einem nicht unbeträchtlichem Anteil sogar ständig (20%). Nur ~6% verspüren die Übelkeit seltener als einmal im Monat, 17% etwa 1-3mal im Monat, ~30% 1-3mal in der Woche und ~401% täglich (ein- o. mehrmals oder ständig). Diese Verteilung verdeutlicht, wie schwer die Last der Emetophobie ist – wem ist schon gerne übel? Außerdem erklärt sich dadurch, warum in dem Fragebogen von Veale (2008) die Übelkeit so genau abgefragt wird – sie spielt für viele Betroffene eine wichtige Rolle. Tatsächlich geht eine höhere Neigung zu Übelkeit auch mit einer subjektiv stärkeren Angst, längeren Dauer der Emetophobie an sich und sogar Untergewicht einher (Höller, van Overveld, Jutglar, & Trinka, 2013). Trotzdem können wir zusammenfassen, dass die Übelkeit zwar eine häufige, aber keine zwingende Begleiterscheinung von Emetophobie ist.

Die Übelkeitsattacken spielen sich in einem zeitlichen Rahmen von Stunden ab. Bei etwa einem Drittel dauerten sie eine halbe Stunde oder kürzer, bei etwa einem Viertel zwei Stunden und bei ~16% vier Stunden. Knapp ein Viertel gab eine längere Dauer an. Für die meisten Betroffenen (etwa zwei Drittel aller Befragten) scheinen die Übelkeitsattacken sehr störend zu sein, da diese sie bei den täglichen Verpflichtungen beeinträchtigen. Wir wollten auch wissen, wie sich die Übelkeit anfühlt. Gut zwei Drittel stimmten der Aussage zu, die Übelkeit kaum noch aushalten zu können. Beinahe die Hälfte meinte, sich vor Übelkeit beinahe übergeben zu müssen, aber 99% verneinten es, sich auch tatsächlich zu übergeben. Bemerkenswerterweise meinten 18%, dass sie sich vor Übelkeit manchmal lieber übergeben würden.

Zur Übelkeit gibt es auch zahlreiche subjektive Theorien. Die Mehrheit (~80%) der Befragten gaben an, die Übelkeitsauslöser ganz oder zumindest teilweise zu kennen. ~40% nannten Ereignisse in der Familie, ~21% Ereignisse bei der Arbeit, 40% Ereignisse in der Partnerschaft und/oder Freundschaft, ~13% das Weltgeschehen, ~48% die Gesundheit bzw. ~62% Krankheit, ~51% den Genuss bestimmter Lebensmittel (~56% Fett, ~42% Zucker, ~15% scharfe Speisen, ~17% sonstige), ~55% Stress und ~32% sonstige Auslöser. Unter den sonstigen Auslösern fanden sich bei ~19% Situationen im Zusammenhang mit der Ernährung (fremd zubereitetes Essen, Unternehmungen nach dem Essen), bei ~15% die Konfrontation mit dem Erbrechen oder ähnlichen Reizen (Übelkeit anderer, Krankheiten im Umlauf) und ~10% nannten agoraphobische Aspekte (Platzangst).

Dass eine starke Neigung zu Übelkeit mit einer längeren Dauer der Emetophobie einhergeht (Höller, van Overveld, Jutglar, & Trinka, 2013) legt nahe, dass die Übelkeit eine wichtige Rolle bei der Aufrechterhaltung der Störung spielt. Auf dieser Überlegung fußend sollten Therapien auch an der Übelkeit ansetzen, da der Erfolg von Therapien wesentlich von der Beherrschung der Übelkeit abhängen könnte.

2.8 Ekel

Die niederländische Forschung beschäftigte sich intensiv mit der Emetophobie. Eine sehr ausführliche Studie widmete sich dem Ekel bzw. der Persönlichkeitseigenschaft der „Ekelneigung" (van Overveld, de Jong, Peters, van Hout, & Bouman, 2008). Die Forschergruppe mutmaßte, dass das als ekelhaft wahrgenommene Ereignis des Erbrechens bei Emetophobie mit einer speziellen Form von Ekel und Angst vor Beschmutzung oder Verunreinigung durch Kontakt mit der ekelerregenden Substanz zu tun haben könnte. Der Ekel könnte laut dieser Forschergruppe die Entstehung und Aufrechterhaltung der Störung beeinflussen. Zunächst vielleicht, weil Reize wie Erbrochenes ein hohes Potential von Kontaminierung (das ist der Kontakt zum gefürchteten Objekt bzw. die Verunreinigung durch dieses) haben. Objekte also, die sehr ekelerregend sind und bei denen es möglicherweise zu Körperkontakt kommen kann, weisen sich durch ein hohes Kontaminierungspotential aus. Zum anderen könnte man sagen, dass Ekel und das subjektive Erleben von Kontaminierung bei manchen Personen leichter ausgelöst werden als bei anderen. Laut eigenen Forschungen weiß die Gruppe von van Overveld, dass es dabei eine Rolle spielt, ob das Erleben von Ekel auch negativ bewertet wird. Dieser Faktor wird als Ekelneigung bezeichnet.

Menschen mit Emetophobie vermeiden Situationen, in denen sie möglicherweise mit dem Erbrechen (selbst oder als Zuschauer) konfrontiert werden. Das wissen wir aus unserer eigenen Studie sowie aus der bisherigen Forschung (Boschen, 2007; Davidson, Boyle & Lauchlan, 2008; Lipsitz, Fyer, Paterniti & Klein, 2001; Veale

& Lambrou, 2006). Mit einem speziellen diagnostischen Instrument zur Erhebung der Ekelempfindlichkeit und der Häufigkeit, mit der Ekel empfunden wird (van Overveld, De Jong, Peters, Cavanagh & Davey, 2006) untersuchte die niederländische Forschergruppe, ob Menschen mit Emetophobie hier höhere Werte aufweisen als andere. Die untersuchten Menschen mit Emetophobie empfanden Ekel häufiger und leichter als Personen ohne Emetophobie. Darüber hinaus konnte festgestellt werden, dass der Schweregrad der Emetophobie (im Sinne von emetophobischen Gedanken und Vermeidungsverhalten sowie Einschränkungen im Alltag) mit der Häufigkeit und Empfindlichkeit von Ekelerfahrungen zusammenhängt. Eine neuere Studie deutet darauf hin, dass diese Ekelerfahrungen mit der emotionalen Verarbeitung zusammenhängen (Verwoerd, van Hout & de Jong, 2016). Bei Personen mit Emetophobie-ähnlichen Symptomen zeigte sich ein starker Zusammenhang zwischen Ekel, Angst und der Erwartung, krank zu werden.

Die meisten Menschen mit Emetophobie sind weiblich. Die Forschergruppe rund um van Overveld wartet nun mit einer Erklärung für dieses Phänomen auf: Die Ekelneigung sei bei Frauen generell höher als bei Männern, sodass ekelbezogene Störungen bei Frauen deswegen häufiger vorkommen.

Allerdings beruhen die Schätzungen über die Geschlechtsverteilung dieser Störung auf den gemeldeten Mitgliedern in Internetfo ren und/oder deren Teilnahme an den dort durchgeführten Studien. Es könnte aber sein, dass Frauen eher in einem Internetforum ihre Probleme besprechen möchten als Männer und/oder dass diese Frauen dann auch eher bereit sind, lange Fragebögen zu bearbeiten, als ihre männlichen Leidensgenossen (siehe auch das Kapitel zur Häufigkeit der Emetophobie). Außerdem ist eine Angststörung bei Frauen generell häufiger anzutreffen als bei Männern.

Overveld und sein Team (van Overveld, de Jong, Peters, van Hout, & Bouman, 2008) merkten auch an, dass die Ekelneigung nicht Ursache der Emetophobie sein muss: Es könne ebenso sein, dass sie ein Nebeneffekt davon ist.

Dennoch ist diese Information wieder ein potentieller Baustein für eine effektive Therapie. Könnte man den Ekel reduzieren, so wäre es denkbar, dass dadurch auch die Angst geringer würde. Ob das generell wirksam wäre oder vielleicht nur bei den Patienten mit einer besonders hohen Ekelneigung, weiß man aber noch nicht.

2.9 Beeinträchtigung durch die Angst vor dem Erbrechen

Rund 80% der Betroffenen gaben an, dass sie durch die Emetophobie in Ihrer Freizeit bzw. der Ausübung von Hobbies beeinträchtigt wären. Auch die Ernährung werteten ~57% als beeinträchtigt, die Beziehungen waren bei ~51% beeinträchtigt. ~43% sahen ihr Berufsleben als beeinträchtigt, ~31% ihre Ausbildung, ~31% vermeiden eine Schwangerschaft nur wegen der Emetophobie und ~26% befanden ihre Selbstständigkeit als eingeschränkt. Die Vermeidung einer Schwangerschaft stimmt mit den amerikanischen Ergebnissen (Lipsitz, Fyer, Paterniti, & Klein, 2001) überein. Aber gerade das Vermeiden einer Schwangerschaft bei gleichzeitigem Kinderwunsch kann auch der Anstoß zum Beginn einer erfolgreichen Therapie sein (Maack, Deacon & Zhao, 2013). Abbildung 6 bietet eine Übersicht über die häufigsten Beeinträchtigungen.

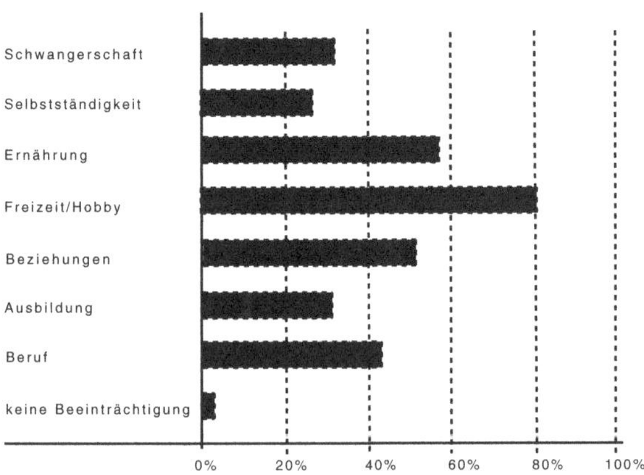

Abbildung 6: Beeinträchtigungen durch die Emetophobie

3 Komorbidität und Emetophobie

Komorbidität bezeichnet das gemeinsame Auftreten mehrerer Störungen. In einer kürzlich erschienenen Studie wurde untersucht, welche die häufigsten psychischen Störungen sind, die gemeinsam mit Emetophobie auftreten (Sykes, Boschen & Conlon, 2016). Dabei handelt es sich also um Störungen, die zusätzlich zur Emetophobie vorliegen. Dass sie *zusätzlich* vorliegen ist von grundlegender Bedeutung, denn dadurch unterscheiden sich diese Belastungen von Diagnosen, die manchmal *anstatt* der Emetophobie gestellt werden.

Weil diese Störungen – seien sie nun eine *zusätzliche* oder eine *anstatt*-Diagnose – aber nicht nur psychischer Natur, sondern auch körperlicher Natur sein können, ist eine ganzheitliche Perspektive, wie sie heute vielfach gefordert wird, sehr sinnvoll. Ginge ein Patient zu einem Arzt, der die Übelkeit behandelt, und zu einem Therapeuten, der die Angst behandelt, wäre der Aussicht auf Erfolg wohl geringer, wenn diese zwei Experten nicht zusammenarbeiteten. Die Übelkeit und die Angst hängen bei der Emetophobie zusammen und sollten gemeinsam angepackt werden. Was dabei Auslöser und was Folge ist, spielt eine große Rolle, ist aber von Fall zu Fall neu zu untersuchen und zu entscheiden. Fest steht jedoch, dass die beiden Phänomene nicht getrennt betrachtet werden dürfen. Das ist insbesondere wichtig, wenn man bedenkt, dass über 80% der Menschen mit Emetophobie an Übelkeit leiden (Höller, van Overveld, Jutglar & Trinka, 2013). Es kommt ausgesprochen häufig vor, dass zur Begleiterscheinung „Übelkeit" bei der Emetophobie die Diagnosen „Gastritis" oder „Reizdarm/magen" gestellt werden. In unserer Studie gaben ~10% an, der Arzt habe als Ursache ihrer Übelkeit eine Gastritis, bei ~17% einen Reizdarm oder -magen diagnostiziert. Gerade das Reizdarmsyndrom hat aber oft „ungeklärte" Ursachen. Oft wird in diesem Zusammenhang der Begriff „Stress" bemüht. Darunter versteht man im allgemeinen Sprachgebrauch viel Arbeit, viele Termine, keine Ruhephasen. Aber Stress kann vieles sein – auch eine belastende Beziehung, Arbeitslosigkeit oder Minderwertigkeitsgefühle bedeuten psychischen Stress. Oder eine übermäßige kognitive Beschäftigung mit den Empfindungen des Magens, und die damit einhergehende Angst. Angst an sich kann nun auch ein solcher Stressor sein. Würden nun jedoch die Symptome im Körper behandelt, etwa eine schonende Diät gegen das Reizmagensyndrom, so sind die eigentlichen Ursachen immer noch vorhanden – ja sie werden sogar noch verstärkt, da ja speziell für den Magen auf die Diät geachtet werden muss und somit die Aufmerksamkeit für die Veränderung der Symptome geschärft wird.

Um nun dem kleinen, aber wichtigen Unterschied zwischen *„zusätzlich"* und *„anstatt"* auf die Spur zu kommen, macht sich der Diagnostiker auf den Weg einer Differenzialdiagnose. Idealerweise werden psychische und körperliche Symptome dabei gemeinsam ausgewertet.

3.1 Psychische und körperliche Komorbiditäten

Da bei ständig wiederkehrender bzw. ständig präsenter Übelkeit ein Arztbesuch naheliegend ist, wollten wir von unseren Studienteilnehmern auch wissen, ob sie sich in der Vergangenheit bereits einer einschlägigen Untersuchung unterzogen hatten. Beinahe 80% waren tatsächlich schon einmal beim Arzt, um sich und insbesondere den Magen untersuchen zu lassen. Ein Drittel dieser Personen war sogar öfter als zehn mal aus diesem Grund beim Arzt. Die Ergebnisse dieser Besuche waren sehr gemischt. Zum Teil bekamen die Teilnehmer keine Diagnose (~10%), der Großteil erhielt aber eine psychische Diagnose (~40%) oder psychische und körperliche Diagnosen (~22%). Am häufigsten wurden genannt (häufigste zuerst): Reizdarm/magen, Gastritis, Angststörungen, Essstörungen, Depressionen, Somatisierungsstörung bzw. psychosomatische Symptome, Darmpilze, und Lebensmittelallergien.

Befragte man die Studienteilnehmer nach ihrer psychischen Gesundheit, so gaben beinahe zwei Drittel an, außer an Emetophobie auch noch an anderen psychischen Störungen zu leiden. Darunter fanden sich zuallererst Angststörungen (Agoraphobie,

Panikstörungen, spezifische Phobien, generalisierte Angststörung), Depressionen, Bipolare Störung, Zwänge, Posttraumatische Belastungsstörung, Persönlichkeitsstörungen, Essstörungen, sowie vereinzelt Somatisierungsstörungen, Aufmerksamkeitsdefizit-Hyperaktivitätssyndrom und Anpassungsstörung. Dieses Spektrum passt sehr gut zu ähnlichen Berichten über Komorbiditäten, aber auch Differenzialdiagnosen in der Literatur.

Die erste Internetstudie zu Emetophobie (Lipsitz, Fyer, Paterniti, & Klein, 2001) fand, dass die Hälfte der Befragten an Panikattacken litt, und diese gingen zum Großteil mit Symptomen wie Übelkeit, Atemlosigkeit und Magenproblemen einher. Andere psychische Störungen, die auch in dieser Studie von den Betroffenen selbst angegeben und daher wie in unserer Studie nicht zwingend korrekt diagnostiziert worden waren, sind demgemäß Depressionen, Panikstörung, Agoraphobie, spezifische Phobien verbunden mit Ekelreaktionen.

Ein Kuriosum der ersten Internetstudie war auch, dass 57% von Trennungsangst in der Kindheit berichteten. Man könnte vermuten, dass dieses Ergebnis auf die Suggestivität der Frage im benutzten Fragebogen zurückzuführen ist. Wir haben in unserer Studie dieselbe Frage eingeführt und kamen auf ein ähnlich hohes Ergebnis: Die Frage zur Trennungsangst lautete (in beiden Studien, also in der Originalstudie von Lipsitz und Kollegen sowie in unserem Versuch, das Ergebnis zu prüfen): „Litten Sie (in ihrer Kindheit) oder leiden Sie unter Trennungsangst?"

In unserer Studie fügten wir noch die drei Auswahlmöglichkeiten hinzu: *a) in der Kindheit, b) noch heute, c) nie*

Etwa 50% gaben an, noch heute unter Trennungsangst zu leiden, etwa 10% gaben an, in der Kindheit daran gelitten zu haben. Tatsächlich stellt sich die Frage, wer sich denn leicht und gerne trennt? Und was verstehen die Befragten unter Trennungsangst? Wenn ich meine liebe Familie für ein paar Tage verlassen muss, bereitet mir das keine Freude. Wer schon einmal ein Kind in eine Kindertagesstätte/Krabbelgruppe eingewöhnt hat, weiß, dass traurige Szenen zu erwarten sind. Trotzdem handelt es sich dabei im seltensten Fall um die „klinische Version" der Trennungsangst. Tatsächlich ist es eher ungewöhnlich, wenn sich Kinder während jeder Entwicklungsphase leicht von ihrer primären Bezugsperson trennen. Gleichsam wissen wohl die meisten, was Trennungsschmerz bedeutet. Dementsprechend ist eine gewisse Abneigung oder Angst diesbezüglich nicht pathologisch, sondern eine zu erwartende Reaktion. Die Forscher Klonoff, Knell und Janata (1984) haben in ihrer Studie an Kindern vermutet, dass Emetophobie eine Form von Trennungsangst wäre. Das erklärt die Frage in der Umfrage von Lipsitz et. al. Das Ergebnis auf diese Frage und die Replizierbarkeit des Ergebnisses lassen aber keine Schlüsse auf eine Bedeutsamkeit von Trennungsangst zu.

Ansonsten stellen sich die Ergebnisse zu den Komorbiditäten in vielen Studien ähnlich dar. So gibt es z.B. in einer ähnlichen Internetstudie mit vorwiegend amerikanischen Teilnehmerinnen (Davidson, Boyle, & Lauchlan, 2008) ebenfalls einen Anteil von beinahe zwei Drittel, die neben der Emetophobie auch an anderen Störungen (spezifische Phobien, Generalisierte Angststörung, Zwangsstörung, Panikstörung, Depressionen und Anorexie) litten. Und in der einschlägigen Studie zu den tatsächlichen Komorbiditäten von Emetophobie (Sykes, Boschen & Conlon, 2016) wurde eine erhöhte Komorbidität für Depression, generalisierte Angststörung, Panikstörung, soziale Phobie und Zwangsstörung verglichen mit der Allgemeinbevölkerung berichtet. Zwar handelt es sich auch in dieser Studie um eine Online-Umfrage, allerdings war der Fragebogen sehr stark an den in der Klinik üblichen strukturierten Interviews orientiert, sodass die Ergebnisse sehr vertrauenswürdig erscheinen. Diese Komorbiditäten haben eine Relevanz für die Gestaltung der Therapie. Es empfiehlt sich daher eine genaue Diagnostik vor Therapiebeginn.

4 Die Verwandten der Emetophobie

Da Diagnosen auf Symptomen beruhen und da einige Störungen gemeinsame Symptome haben, ist die Differentialdiagnose – also Unterscheidung, ob es das eine oder das andere ist („*anstatt*"-Diagnose) – eine Herausforderung. Oft wird die Emetophobie auch als komorbide Störung oder nur als Symptom anderer Störungen interpretiert, etwa der sozialen Phobie, der Agoraphobie oder der Panikstörung (vanOverveld, de Jong, Peters, van Hout, & Bouman, 2008). Im ICD-10 (WHO, 2000; DIMDI, 2017) sind spezifische Störungen wie die Emetophobie abzugrenzen von der Hypochondrischen Störung und speziell der Nosophobie. Dabei beschäftigen sich die Betroffenen intensiv mit der Vorstellung, an einer oder mehreren schweren und fortschreitenden körperlichen Krankheiten zu leiden. Tatsächlich entwickeln solche Patienten körperliche Beschwerden, aber auch normale oder allgemeine Körperwahrnehmungen und Symptome werden als krankhaft aufgefasst. Die Angst konzentriert sich meist auf ein bis zwei Organe. Steht die Angst davor, krank zu sein, über der Angst vor dem Erbrechen, so sollte von einer Diagnose der Emetophobie abgesehen werden – es handelt sich dann eher um eines der genannten Störungsbilder.

Gerade die Angst vor dem Erbrechen kann auch als Symptom von Esstörungen und Zwangsstörungen auftreten (Maertens, Couturier, Grant, & Johnson, 2017). Die vermeidend/restriktive Esstörung, die vor allem bei Kindern auftritt, ist oft mit dem Symptom assoziiert, dass die Kinder befürchten, sich übergeben zu müssen, wenn sie die vermiedenen Lebensmittel zu sich nehmen würden. Und die Angst vor dem Erbrechen kann auch zu einem exzessiven Kontrollieren der Lebensmittel führen, wie bei einer Zwangsstörung. Doch Angstforscher bemerkten immer wieder, dass sich die Emetophobie von diesen Kategorien unterscheidet (Lelliott, McNamee, & Marks, 1991). Insbesondere bei Fallstudien wurde auf die Spezialität dieser Krankheit Rücksicht genommen (Dattilio, 2003; Moran & O'Brien, 2005; Rink, 2006; Ritow, 1979). In der Praxis profitieren Störungen und somit auch die Emetophobie von einer auf sie zugeschnittene Therapie. Eine falsche Diagnose hat einen maßgeblichen Einfluss auf den Behandlungserfolg. Es ist vielleicht egal, ob der Behandelnde nun von Emetophobie oder einfach nur von einer spezifischen Phobie spricht, solange er auf die Angst und ggf. die Übelkeit adäquat eingeht. Allerdings ist es wenig erfolgsversprechend, wenn ein Patient mit Emetophobie gegen Anorexie behandelt wird, da dann normales Essen trainiert und die Angst vor dem Zunehmen behandelt wird, anstatt der Angst vor dem Erbrechen. Es gibt aber auch moderne Therapieansätze der transdiagnostischen kognitiven Verhaltenstherapie, die in einem Einzelfall schon bei der Emetophobie angewandt wurden (Paulus & Norton, 2016). Der Vorteil dieser Herangehensweise soll darin bestehen, dass die Therapie flexibler auf die vielen Aspekte der Angst eingehen könnte. Ob das zielführend ist, lässt sich aus heutiger Sicht jedoch kaum beurteilen.

Vielleicht liegt bei der Emetophobie aus psychologischer Sicht die größte Fehlerquelle im abnormalen Essverhalten, das die meisten Menschen mit Emetophobie aufweisen. Aus medizinischer Sicht ist hier die Übelkeit zu nennen, die im Zusammenhang mit der häufigen Diagnose des Reizmagens oder -darms aber schon ausreichend diskutiert wurde. In der Folge werden einige Störungen angesprochen, die in der Literatur zu tatsächlichen oder mutmaßlichen Verwechslungen geführt haben bzw. haben könnten.

4.1 Gemeinsamkeiten mit anderen Angststörungen

Laut Definition der spezifischen Phobie steht bei der Emetophobie die Angst vor dem Erbrechen immer im Mittelpunkt und bestimmt das Leben der Betroffenen maßgeblich. Diese Angst an sich tritt jedoch in bestimmten Situationen verstärkt auf. Die meisten TeilnehmerInnen unserer Internetumfrage gaben an, sich vorwiegend davor zu fürchten, im öffentlichen Raum erbrechen zu müssen. Demzufolge gehört ein sozialphobischer Aspekt zum Erscheinungsbild der Emetophobie. Die Angst vor dem Erbrechen steigert sich in sozialen Situationen. Das kann sich auch wiederum gegenseitig bedingen. Anstatt des üblichen Lampenfiebers haben die meisten Menschen mit Emetophobie Angst, zu erbrechen, wenn sie im

Mittelpunkt der Aufmerksamkeit vieler Menschen stehen. Dadurch ist gerade die Übelkeit in sozialen Situationen stärker und mit ihr kommt die Angst.

Die soziale Phobie hingegen ist bestimmt durch die Angst vor der negativen Beurteilung durch andere Menschen. Die Angst vor dem Erbrechen in Anwesenheit anderer bezieht sich allerdings auch auf die Angst, was andere darüber denken würden, wenn das „Horrorszenario" eintreten würde. Dies muss nicht unbedingt auf einer Bühne passieren. Auch eine Prüfungssituation, ein Spaziergang in einer gut besuchten Fußgängerzone einer Stadt etc. bieten genug Reize für Angst vor sozialen Situationen, in denen ein Erbrechen peinlich sein könnte. Hier fällt die Abgrenzung zur Agoraphobie auch sehr schwer. Agoraphobie ist definiert als Angst vor Situationen, in denen eine Flucht schwer oder nicht möglich wäre. Üblicherweise tritt Agoraphobie mit Panikattacken auf und die Betroffenen fürchten sich davor, Panikattacken in Kaufhäusern, in Aufzügen, auf offenen Plätzen u.ä. zu erleben, sodass sie diese Situationen meiden. Dementsprechend befürchten Menschen mit Emetophobie in Kaufhäusern, in Aufzügen, auf offenen Plätzen etc. zu erbrechen – und meiden diese Situationen ebenso. Möglicherweise erleiden sie sogar Panikattacken, ausgelöst durch die Angst bzw. die Befürchtung, mit dem Erbrechen konfrontiert zu werden. Die Ähnlichkeit zur Agoraphobie wird in der Arbeit „Agoraphobie ohne Panikattacken" (Pollard, Tait, Meldrum, Dubinsky, & Gall, 1996) thematisiert. In meinen Augen könnte eine Patientin laut der Beschreibung in dieser Publikation eher an Emetophobie leiden. Die Patientin hat Angst vor dem Erbrechen in Situationen ohne Fluchtmöglichkeit, was bei Emetophobie nicht unüblich ist. Die Angst bezieht sich auf das Erbrechen, nicht die Situation. Doch die Autoren der Studie bezeichneten diese Version der Störung als Agoraphobie mit Angst vor dem Erbrechen.

In der amerikanischen Internetstudie (Lipsitz, Fyer, Paterniti, & Klein, 2001) berichtete die Hälfte der Befragten das Auftreten von Panikattacken, die ohne Bezug zur Angst vor dem Erbrechen zu sein schienen. Die Symptome dieser Panikattacken wurden in der Studie mit Übelkeit (82%), Atemnot (62%) und Magenproblemen

(57%) umschrieben. Letztgenanntes lässt aufhorchen, da Übelkeit bei Panikattacken die Angst vor dem Erbrechen weiter schüren würde bzw. den betroffenen Menschen mit Emetophobie im Falle einer Panikattacke eben auch ein Anlass zur Angst gegeben wäre. Es gibt auch einen älteren Fallbericht in dem von einer Panikstörung mit gastrointestinalen Symptomen berichtet wird (Lydiard, Laraia, Howell & Ballenger, 1986). Es könnte auch in diesem Fall sein, dass es sich um Emetophobie oder zumindest eine verwandte Störung handelt. De Jongh (2012) merkt an, dass die Panikattacken der Emetophobie im Vergleich zu jener anderer Angststörungen normalerweise kürzer dauern. Eine wichtige Unterscheidung zur Agoraphobie sieht De Jongh allerdings darin, dass das Vermeideverhalten von Patienten mit Emetophobie sehr viel breiter gefächert ist als jenes bei Agoraphobie.

Ganz anders aber sieht es Pollard und sein Team (Pollard, Tait, Meldrum, Dubinsky, & Gall, 1996): Menschen, die an Agoraphobie ohne Panikattacken leiden, haben Angst vor Symptomattacken, die sich von jenen der Agoraphobie mit Panikattacken unterscheiden. Gefürchtet sind Kopfschmerzen, Erbrechen, Schwindelgefühle und Verlust der Blasen- und Darm-Kontinenz. Diese Attacken werden also von den Betroffenen schon vor ihrem vermeintlichen Auftreten dermaßen gefürchtet, dass jede Gefahr dahingehend vermieden wird. Die angenommenen katastrophalen Konsequenzen sind u.a. Peinlichkeit, schwere Krankheit oder gar der Tod. Dementsprechend sieht Pollard die Emetophobie nicht als solche, sondern als spezielle Form der Agoraphobie ohne Panikattacken, sozusagen als Agoraphobie mit Angst vor dem Erbrechen. Er ordnet sie als Angst vor einem innerkörperlichen Empfinden ein. Die gefürchteten Attacken sind den Panikattacken sehr ähnlich und daher laut Pollard von grundlegender Bedeutung für die Entwicklung der Agoraphobie. Dementsprechend ähnelt auch das Vermeideverhalten dem von Personen, die an Agoraphobie mit Panikattacken leiden (z.B. Angst, das Haus zu verlassen, vor Menschenmengen, vor sozialen Situationen, ohne Begleitung unterwegs zu sein etc.). Der beschriebene Fall in dieser Studie handelt von einer 40jährigen Patientin, welche alleinstehend lebte und Flüge, öffentliche Situationen, Krankenhäuser, und das Übernachten außerhalb ihrer eigenen vier Wände vermied, da sie sich vor dem Erbrechen fürchtete. Ihre Sorge um das Erbrechen hatte sie auch beruflich sehr beeinträchtigt. Sie hatte sich seit zehn Jahren nie übergeben, doch einmal hatte sie in einem Flugzeug erbrechen müssen und einmal das Erbrechen einer anderen Person miterlebt. Die Therapie dieser Betroffenen war aber an diese Angst vor dem Erbrechen angepasst worden, sodass die Klassifikation als Agoraphobie oder spezifische Phobie für die therapeutische Praxis – zumindest in diesem Fall – als nachrangig betrachtet werden kann.

4.2 Zwangsstörungen

Die Kontrolle der Lebensmittel oder das Ritual, das mit der Einnahme der Nahrung verbunden ist, besitzen bei der Emetophobie nicht selten einen zwanghaften Charakter (Veale, 2009). Eine Zwangsstörung beinhaltet das zwanghafte Vermeiden und/oder Ausführen bestimmter Dinge/Tätigkeiten. Eine typische Zwangsstörung ist z.B. der Sauberkeitszwang, bei welchem die Betroffenen sich mehrmals täglich waschen, ihre Kleidung wechseln, ihre Umgebung putzen und diese übertriebene Hygiene meist auch ihrem sozialen Umfeld aufzwängen, d.h. auch der Ehepartner, die Kinder, die Arbeitskollegen etc. müssen sich speziellen Hygiene- und Reinigungsritualen unterziehen. Manche Menschen mit Emetophobie „können" gewisse Nahrungsmittel nicht essen, wenn sie diese nicht ausreichend auf ihre Güte hin überprüft haben. Die Betroffenen „müssen" sich mehrmals am Tag die Hände waschen und wollen sich so vor einer Infektion mit Bakterien schützen, die eine Magendarmgrippe verursachen können. Die Betroffenen führen zwangsartige Rituale aus wie z.B. Zählen von Dingen, auf Türen klopfen o.ä. um das Erbrechen zu kontrollieren. Auch hier gilt, dass die Zwangsstörung nur als eigene Störung diagnostiziert werden kann, wenn alle notwendigen Kriterien für selbige erfüllt sind. Es wurde auch diskutiert, ob Emetophobie vielleicht eher Teil einer Zwangsstörung ist (Veale, Hennig & Gledhill, 2015). Allerdings ordnen sich die Zwangssymptome der Angst vor dem Erbrechen unter, d.h. sie sind durch sie erklärbar. Die Angst vor dem Erbrechen ist also ein deutliches Unterscheidungsmerkmal, sodass obgleich des gemeinsamen Symptoms z.B. des Händewaschens eine Verwechslung eher unwahrscheinlich ist. Sehr wohl aber legen Veale, Hennig und Gledhill (2015) nahe, dass die zwanghaften Verhaltensweisen in der Therapie auch berücksichtigt werden sollten.

4.3 Essstörungen

Emetophobie geht meist mit einem zumindest beeinträchtigten, wenn nicht gar gestörten Essverhalten einher. Die meisten Betroffenen passen ihr Essverhalten der Phobie an und können auf Grund ihrer Angst nur noch wenig und/oder unregelmäßig essen oder meiden bestimmte Lebensmittel ganz. In unserer Studie gaben 75,4% an, nicht wie andere Menschen essen zu können und 63,6% erklärten, wegen der Emetophobie auf bestimmte Lebensmittel verzichten zu müssen.

Verzicht auf bestimmte Lebensmittel oder Einschränkung der Menge kann durchaus zu Mangelerscheinungen und nicht selten zu Untergewicht führen. Gerade bei Kindern wird Untergewicht sehr ernst genommen, und so mag es nicht verwundern, dass Kinder, die vielleicht mehr von einer Therapie der Angst vor dem Erbrechen profitiert hätten, zunächst gegen die Essstörung und speziell das Untergewicht behandelt werden, wie in dem Bericht von Maertens et al. (2017) – allerdings mit wenig nachhaltigem Erfolg.

Der Body-Mass-Index (BMI) dient heute als Maß für eine Klassifizierung des Gewichts in normal, zu niedrig oder zu hoch. Ein BMI von 19 bis 25 gilt als Normalgewicht (55,1% aller Befragten unserer Studie). Darunter spricht man von Untergewicht (38,1% aller Befragten) und darüber von Übergewicht (6,8% aller Befragten). Da heute aber auch das Schönheitsideal im Untergewichtsbereich liegt (in etwa ein BMI von 18/19, „Magermodels" liegen in der Regel darunter), wollten wir die TeilnehmerInnen der Internetstudie fragen, ob die Betroffenen mit ihrem Gewicht zufrieden sind. Etwa die Hälfte der Befragten, deren BMI im Untergewichtsbereich lagen, fanden sich auch zu leicht, nur etwa 9% fanden sich zu schwer. Mehr als die Hälfte der Normalgewichtigen war mit ihrem Gewicht zufrieden, die Personen mit Übergewicht fanden sich beinahe alle zu schwer. Dieses Ergebnis scheint sich nun am ehesten mit den modernen Ansichten einer „guten" Figur zu decken, aber wohl nicht mit der üblichen Körperschemastörung von Patientinnen mit Anorexie. Diese ist definiert durch absichtlich herbeigeführtes Untergewicht und dem Wunsch, noch dünner zu werden, verbunden mit einer verzerrten Wahrnehmung: Der abgemagerte Körper wird noch immer als zu dick wahrgenommen. Dies ist bei Emetophobie also in der Regel nicht der Fall. Ein Blick auf die extrem untergewichtigen Personen bestätigt diese Ansicht. Wertet man von den Untergewichtigen nur jene im Anorexiebereich, d.h. mit einem BMI unter 18 aus, so finden sich über 70% zu leicht, und der Rest, bis auf eine einzige Person, findet sich gerade richtig. Diese eine Person findet sich immer noch zu schwer und könnte aufgrund dieser Ansicht vielleicht tatsächlich entweder an Anorexie oder an Anorexie und Emetophobie leiden, aber wohl eher nicht nur an Emetophobie. Die TeilnehmerInnen mit einem niedrigen BMI und Zufriedenheit mit dem Gewicht könnten vielleicht aus konstitutionellen Gründen so schlank sein, oder aber es könnte auch sein, dass die Übelkeit und das veränderte Essverhalten durch die Emetophobie den Nebeneffekt der Gewichtskontrolle hat. Eine latente Essstörung kann allein aufgrund der Zahlen nicht ganz ausgeschlossen werden. 19,35% dieser Spezialgruppe geben eine Essstörung bzw. konkret Anorexie als Komorbidität an. Die angegebenen Komorbiditäten sind nicht von uns abgeklärt, sondern beruhen auf Selbstangaben, d.h. es kann sein, dass diese Personen selbst eine Essstörung vermuten oder dass ein behandelnder Experte diese Diagnose gestellt hat.

Es geschieht leider, dass Patienten, die eigentlich unter Emetophobie leiden, gegen Anorexie behandelt werden, weil Magersucht fälschlicherweise diagnostiziert wurde. Kanadische Forscher berichten von solchen Fällen (Manassis & Kalman, 1990). In der Studie werden vier junge Mädchen vorgestellt, die wegen ihrer Angst vor dem Erbrechen so viel an Gewicht verloren hatten, dass sie die Diagnosekriterien für Anorexie erfüllten. Der Unterschied zu anderen Patienten mit Anorexie lag vor allem darin, dass diese Mädchen nicht danach strebten, Gewicht zu verlieren, sondern sogar fanden, dass sie zu dünn seien. Somit war klar, dass die Diagnose der Anorexie falsch war. Die Ähnlichkeit im Essverhalten von Personen mit Emetophobie und Anorexie stellt eine diagnostische Herausforderung dar. Gepaart mit der immer noch geringen Anzahl an Experten für Essstörungen mit Kenntnissen über die Emetophobie führt führt dies leicht zu Problemen. Vandereycken berichtete 2011, dass immer noch etwa ein Drittel der befragten Experten für Essstörungen Emetophobie nicht kennt.

Veale, Costa, Murphy und Ellison (2012) finden in ihrer Studie zum Essverhalten bei Personen mit Emetophobie einen BMI unter 18.5 bei 8.5 % der Personen. Ein Drittel der Stichprobe von 94 Personen mit Emetophobie berichtete eingeschränktes Essverhalten, d.h. dass bestimmte Lebensmittel vermieden werden, u.z. aufgrund der Angst vor dem Erbrechen. Das sind – verglichen mit unserer Studie – deutlich weniger Personen mit eingeschränktem Essverhalten (zwei Drittel) und wohl auch etwas weniger mit Untergewicht; wir fanden gut ein Drittel mit einem BMI<19, wobei das Ergebnis anders aussehen kann wenn man die Anzahl Personen mit einem BMI<18.5 betrachtet. Die Personen in unserer Studie berichteten auch, dass sie aufgrund des eingeschränkten Essverhaltens an Energiemangel litten, und soziale Situationen mit gemeinsamem Essen (mit der Familie, auswärts, im Restaurant) vermieden. In unserer Studie (Höller, van Overveld, Jutglar & Trinka, 2013) fanden wir auch einen leichten Zusammenhang zwischen dem Vermeideverhalten und einem niedrigeren BMI. All dies könnte auch auf die Anorexie zutreffen, doch wenn die Betroffenen Angst vor dem Erbrechen haben und nicht Angst vor dem Zunehmen (nur eine Person in unserer Stichprobe), so müsste die Sachlage klar sein. Als erhärtender Befund zeigten wir auch, dass Betroffene, die stärker unter Übelkeit leiden, auch häufiger untergewichtig sind. Das abnorme Essverhalten bei Emetophobie ist keine eigene Störung, sondern Teil der Emetophobie, solange die Betroffenen keine weiteren Symptome aufweisen, die typisch sind für eine Anorexie, z.B. eine Körperschemastörung. Bei letztgenannter fühlen sich die Betroffenen immer noch zu dick, auch wenn sie objektiv zu dünn sind, und möchten daher auch noch mehr abnehmen. Auch Veale,

Costa, Murphy und Ellison (2012) betonen, dass die korrekte Diagnose wichtig ist, da Personen mit Emetophobie eher nicht auf die Behandlungsmodelle von Ess-Störungen ansprechen.

4.4 Emetophobie und Phagophobie – Angst vor dem Essen?

Die Phagophobie ist ebenfalls als spezifische Phobie klassifiziert und bezeichnet die Angst vor dem Essen. Sie findet sich häufig im Kindesalter und wird ebenso wie die Emetophobie leicht mit der Anorexie verwechselt, da sich im Verlauf der Störung ein massiver Gewichtsverlust einstellen kann. Der Hauptunterschied zur Anorexie ist aber, dass Menschen mit Phagophobie keine Angst vor dem Zunehmen haben, sondern vor dem Essen an sich. Sie sehen auch ein, dass sie untergewichtig, d.h. zu dünn sind. Nun ist es aber so, dass diese Angst vor dem Essen meist einen speziellen Grund und Auslöser hat: Die Betroffenen befürchten, bei der Nahrungsaufnahme zu ersticken, weil sie sich verschlucken könnten, das Schlucken ist hier das angstbesetzte Element. So berichtet z.B. eine Forschergruppe einer psychiatrischen Einrichtung für Kinder an der Universität Okayama (Okada et al., 2007) von sechs Kindern mit Phagophobie, die durch ein Ereignis ausgelöst wurde, in welchem sich die Betroffenen entweder selbst übergeben mussten, oder jemanden anderen dabei gesehen haben. Die Kinder beklagten in erster Linie aber nicht eine Angst vor dem Essen, sondern Angst vor dem Erbrechen. Darüber hinaus gaben sie vor, Übelkeit zu verspüren, wenn man sie zum Essen aufforderte. Die Fallgeschichten ähneln vielen der Teilnehmer unserer Internetstudie: Es gibt ein frühes (z.B. mit 3 Jahren) Erlebnis mit dem Erbrechen und in der Folge das bereits bekannte Verhalten bei Emetophobie: Vermeiden von Essen oder Vermeiden von Situationen, die ein Erbrechen provozieren könnten, und Übelkeit.

Nun könnten wir uns fragen, ob hinter der sogenannten Emetophobie vielleicht eine Phagophobie steckt? Oder ist es vielmehr so, dass alle Patienten mit Phagophobie eigentlich an Emetophobie leiden? Die Forscher aus Okayama haben die Störungen klassifiziert, indem das Vermeiden von Essen als Hauptaugenmerk herangezogen wurde. Unter dieser Betrachtungsweise könnte sich jeder, der aus Angst vor dem Erbrechen das Essen vermeidet, auch mit der Diagnose Phagophobie anfreunden. Aber meist vermeiden Menschen mit Emetophobie auch andere Dinge, abgesehen von gewissen Lebensmitteln oder dem Essen allgemein. Außerdem muss sehr genau betrachtet werden, welche Angst zentral ist und welche Angst nun das Vermeideverhalten verursacht. Im Falle der Patienten mit Phagophobie von Okayama handelt es sich um 5-15jährige Kinder bzw. Jugendliche. Die Autoren der Studie berichteten leider nicht, ob auch anderes Vermeideverhalten mit der Störung einherging. Allein dass die Kinder Angst vor dem Erbrechen hatten, mag die Diagnose der Phagophobie allerdings in ein zweifelhaftes Licht rücken.

4.5 Emetophobie und Hypochondrie

Der Emetophobie-Forscher und Therapeut David Veale merkte 2009 an, dass auch die Hypochondrie Ähnlichkeiten mit der Emetophobie aufweist (Veale, 2009). Die Hypochondrie ist gekennzeichnet durch die Angst, ernsthaft krank zu sein. Dabei muss es nicht eine bestimmte Krankheit sein, vor der sich der Betroffene fürchtet – die gefürchtete Krankheit kann im Verlauf der Hypochondrie mehrfach wechseln. Die Ähnlichkeit zur Emetophobie besteht darin, dass Personen mit Emetophobie sich ebenfalls Sorgen um Gesundheitsthemen wie eben die Infektion mit Bakterien bzw. Viren oder verdorbenen Lebensmitteln machen, welche eine Magen-Darm-Erkrankung mit dem gefürchteten Erbrechen einleiten würden. Außerdem wird die Empfindung von Übelkeit oft einem physischen Problem (Reizmagen oder Reizdarm) zugeschrieben, statt der Angst. All diese Symptome gehören aber zur Emetophobie dazu und rechtfertigen nicht die eigenständige Diagnose einer Hypochondrie. Erst, wenn die Betroffenen weitere Ängste in Bezug auf Krankheiten/Symptome aufweisen, die nicht zur Emetophobie gehören, muss die komorbide Diagnose einer Hypochondrie in Erwägung gezogen werden.

5 Emetophobie und Partnerschaft

Partnerschaft ist ein grundlegender Bestandteil eines Menschenlebens, also etwas sehr Schönes und Wertvolles für die beiden beteiligten Menschen. Liebe ist eines der wichtigsten Gefühle. Trotzdem kann eine Partnerschaft nicht nur positive Effekte auf eine psychische Störung wie die Emetophobie haben.

In unserer Studie waren beinahe 90% der Befragten nicht verheiratet und über 83% hatten keine Kinder – dies mag aber am gemessenen Altersdurchschnitt von 26,81 Jahren (jüngste mit 16 Jahren, älteste mit 47 Jahren, SD=6,89) liegen. Von den Befragten lebten knapp ein Drittel alleine, ein gutes Drittel mit dem Partner. Für einen beträchtlichen Teil der Menschen mit Emetophobie ist Partnerschaft also direkt ein Thema.

Einige Personen mit Emetophobie haben ein intensives Bedürfnis nach Nähe zu einer bestimmten Bezugsperson. Die Anwesenheit dieser Bezugsperson vermittelt den Betroffenen die Sicherheit, mit der Situation des Erbrechens fertig zu werden. In unserer Umfrage gaben 12,7% an, dass sie jemanden als Beistand unbedingt bräuchten, wenn sie sich übergeben müssten. Diese Gruppe ist klein im Vergleich zu den Menschen mit Emetophobie, die beim Erbrechen lieber alleine sein möchten. Es gibt aber auch einige Fallschilderungen in der Studie, bei denen die Betroffenen nur noch zu Hause sitzen und ihr Partner die einzige Verbindung nach Außen darstellt.

Die erste Beziehung unseres Lebens ist die Beziehung zu den Eltern. Eine gestörte Eltern-Kind-Beziehung ist ein Risikofaktor für eine breite Fächerung von psychischen Störungen. Die Partnerschaft im Sinne einer Liebesbeziehung fußt auf den kindlichen Erfahrungen von Beziehung – letztendlich lernen wir im Kindesalter, wie wir mit einer geliebten Person umgehen: Die Eltern als die ersten Bezugspersonen sind in diesem Sinne sehr wichtig für alle weiteren Beziehungen zu nahen Personen, da wir in dieser ersten menschlichen Begegnung Verhaltensmuster, soziale Reaktionen und Interaktionen lernen. Dieses Gelernte kann sich also später in der einen oder anderen Form in unseren Liebes- und Freundschaftsbeziehungen manifestieren. Diese Muster, die wir aus dem Elternhaus in die Partnerbeziehung mitnehmen können sehr wichtige Umgangsformen beinhalten z.B., auf welche Art Kritik geübt wird, wie und ob Lob ausgesprochen wird usw.

In einer Zusammenfassung von Paar-Typisierungen (Bodenmann, 2005) finden wir einen Wegweiser zur Untersuchung von Beziehungen. Demzufolge würden die *wertschätzenden Paare* wohl kaum Ausgangspunkt für eine Störung sein. Diese Paare zeigen Verständnis füreinander, gehen auf die Bedürfnisse, Ansichten und Gefühle des Partners ein und interagieren in gegenseitiger Wertschätzung und Unterstützung – kurz, alles, was man sich von einer guten Beziehung erwarten würde. Diesem Typ gegenüber stehen Paare, deren Interaktionen nicht so reibungslos ablaufen. Beziehungen, die mehr als Belastung, denn als Bereicherung wahrgenommen werden, sind jene,

- in denen sehr laut und sehr viel gestritten wird, die Versöhnung danach aber ausbleibt,
- in denen beinahe überhaupt nicht miteinander geredet wird, weder im positiven noch im negativen Sinne.

Hinzu kommt oft noch eine starke emotionale Distanzierung vom anderen Partner, was auch wechselseitig der Fall sein kann. Solche Beziehungen werden als belastend wahrgenommen und gelten als Risikofaktor für psychische Störungen.

Besonders wichtig in Bezug auf eine Therapie ist der Aspekt, dass die Beziehung ein Faktor sein kann, der eine psychische Störung aufrecht erhält. Dies ist meist dann der Fall, wenn der Betroffene von seinem Partner wegen der Störung Zuwendung bekommt. Aufmerksamkeit und Rücksichtnahme sind angenehme Dinge, die jeder Mensch gerne bekommen möchte. Mitleid mit dem Partner, dem ständig übel ist, und Unterstützung z.B. indem Aufgaben im Haushalt übernommen werden, sind ein Zeugnis von Zusammenhalt und einer wertschätzenden Beziehung. Erhält der Mensch mit

Emetophobie aber genau diese *Belohnungen*, immer wenn er Übelkeit verspürt oder Panikattacken erlebt, so besitzen diese negativen Aspekte der Emetophobie für ihn unbewusst einen positiven Charakter, und zwar im Hinblick auf den Partner. Der Partner meint es nur gut, doch er könnte ungewollt zum Grund werden, warum der Betroffene der Emetophobie unbewusst etwas Positives abgewinnen könnte. In einem Fallbericht von Rink (2006) war es tatsächlich so, dass der mangelnde Erfolg der Therapie mutmaßlich auf die Unterstützung des sozialen Umfelds zurückzuführen war. Auf den ersten Blick erscheint das paradox, doch tatsächlich sind solche Krankheitsgewinne bei psychischen Krankheiten für die Therapie von hoher Relevanz. Es ist daher auch ratsam, die Angehörigen – insbesondere bei Kindern die Eltern – in die Therapieplanung einzubeziehen.

Finden Sie sich als Betroffener oder als Partner eines Menschen mit Emetophobie in diesem Szenario wieder, so sollten sie in ihrer Beziehung ihren Umgang mit der Störung diskutieren. Die positive Verstärkung, die hinter der Zuwendung des Partners steckt, müsste unterbunden werden, um den angenehmen Teil der Emetophobie auszuschalten. Es gibt Fallberichte von Therapien der Emetophobie, in welcher der Partner – sofern dieser dazu gewillt war – erfolgreich in die Therapie einbezogen wurde (Hunter & Anthony, 2009).

Doch nicht nur partnerschaftliche Beziehungen spielen eine Rolle. Was therapeutische Arbeit angeht, so liegt ein Schwerpunkt ihrer Wirkung in der Beziehung selbst. Eine gute Therapeut-Klient-Beziehung ist Voraussetzung für den therapeutischen Erfolg. Es kann sogar sein, dass allein die Erfahrung einer positiven Beziehung an sich heilend ist. In der Liste von Faktoren einer Therapie, die als grundsätzlich heilend gelten, steht die Beziehung zum Therapeuten ganz weit oben (Grawe, Donati, & Bernauer, 2001).

6 Ursachen und Interpretationen

Warum sollte ein Mensch gerade an Emetophobie erkranken? Diese Frage ist nicht nur für diese spezifische Phobie noch ungeklärt. Bei den meisten psychischen Störungen gibt es kein klares Regelwerk, das universell erklärt, wodurch die Störung ausgelöst wurde und wie sie entstanden ist. Es wäre aber sehr angenehm zu wissen, woher die Angst vor dem Erbrechen kommt.

Die meisten Betroffenen berichten von einem auslösenden Ereignis im Zusammenhang mit dem Erbrechen. Doch in den wenigsten Fällen kann ein einziges Ereignis eine Störung verursachen und somit ein ganzes Leben verändern. Meist liegt der Störung ein ganzes Bündel von Faktoren zugrunde. In der Abbildung 7 sind zwei wichtige Modelle für die Erklärung der Entstehung von Krankheiten dargestellt. Es handelt sich nicht um Entstehungsmodelle speziell für Emetophobie oder psychische Krankheiten, sondern um umfassende Modelle.

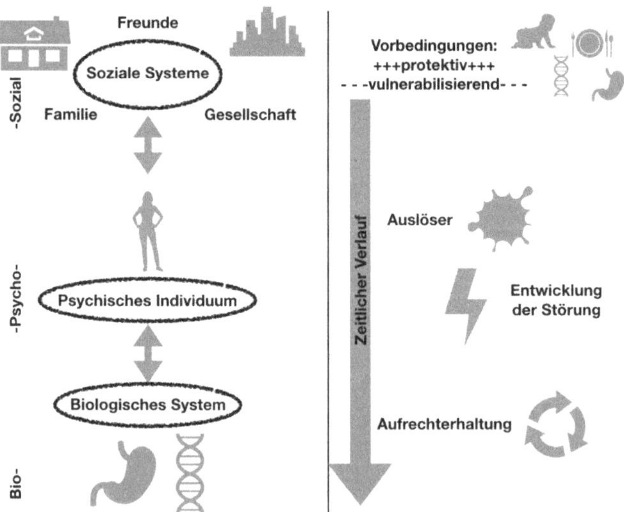

Abbildung 7: Entstehungs- und Faktorenmodelle für Krankheiten

Links sehen wir das bio-psycho-soziale Modell. Hierbei handelt es sich um die Zusammenschau der drei Komponenten sozialer Systeme, psychischer Vorgänge und der Biologie. Die sozialen Systeme beinhalten die Gesellschaft, Familie und Freunde. Diese grobe Unterteilung beinhaltet auch, dass sich diese Systeme gegenseitig beeinflussen: Die Familie ist Teil der Gesellschaft, an diese angepasst, aber auch in der Gesellschaft als aktiver Part vertreten, da die Gesellschaft letztlich auf der Summe aller darin befindlichen Personen beruht. Ganz analog verhält es sich mit den Freunden und der Gesellschaft. Die Familie bestimmt auch mit, welcher Freundeskreis gebildet wird, umgekehrt beeinflussen Freunde aber auch das Familiengeschehen. Das biologische System meint den Körper, d.h. den biologischen Organismus, der seinerseits die Summe vieler Organe wie zum Beispiel Gehirn, Sinne, Verdauungsorgane, Haut usw. ist. Die einzelnen Organe hängen über diese Koexistenz innerhalb eines Organismus zusammen. Die Biologie ist zum Teil angeboren, da ererbt, aber auch beeinflusst durch das Verhalten des Individuums. Damit sind wir beim Mittelteil des Modells, dem psychischen Individuum angelangt. Die Psyche wird ihrerseits von den sozialen Systemen mitbestimmt, verändert diese aber auch durch soziale Einflussnahme und Wahl sozialer Kontakte (z.B. Freunde). Das biologische und das psychische System hängen eng zusammen, da sie innerhalb eines Individuums mit allen Neurotransmittern, Hormonen usw. ein großes interagierendes und interdependentes System bilden.

Das rechts dargestellte Entstehungsmodell von Störungen beinhaltet mehrere Stufen, beginnend mit den Vorbedingungen. Dazu zählen vulnerabilisierende Faktoren. Das sind Elemente, welche die Entstehung einer Störung begünstigen. Diese Elemente gelten auch als Risikofaktoren, da sie, wenn sie vorhanden sind, die Wahrscheinlichkeit erhöhen, dass jemand an einer Störung erkrankt. Das Gegenstück dieser vulnerabilisierenden Faktoren sind die protektiven, d.h. schützenden Faktoren. Die Summe dieser Elemente macht es aus, wie vulnerabel, also anfällig jemand für eine Störung ist. Das erklärt meist, warum manche Menschen, die einem Ereignis ausgesetzt sind, an einer Störung erkranken, und andere, die demselben Ereignis ausgesetzt sind, nicht. Diese Vorbedingungen finden sich gemäß bio-psycho-sozialem Modell auf allen drei Ebenen. Schützende und störende Faktoren können sowohl biologischer, psychischer als auch sozialer Art sein. Das kann auf biologischer Ebene z.B. eine körperliche Neigung zu Übelkeit sein oder eine spezielle Prädisposition des Gehirns, welche die intensivere Wahrnehmung von Angst begünstigt. Auf sozialer Ebene könnte eine harmonische Familie, die Geborgenheit und Wärme gibt, ein Schutzfaktor sein. Auf psychischer Ebene kann jemand, der ein hohes Maß an Selbstvertrauen hat, Feindseligkeiten eher standhalten.

Bei der Emetophobie gibt es einen gemeinsamen Nenner für den Auslöser. Die meisten Betroffenen erinnern sich an ein Erlebnis im Zusammenhang mit dem Erbrechen, meist einem eigenen Erbrechen, z.B. bei einer Magen-Darm-Infektion, auf einer Reise oder ähnliches. Nicht jeder, der an einer Magen-Darm-Infektion erkrankt oder aus anderen Gründen erbrechen muss, entwickelt deswegen eine krankhafte Angst vor dem Erbrechen. Im weiteren Verlauf der Störung gibt es zwei Faktoren, die ein Abklingen des abnormen Zustandes verhindern: Anschürer-Ereignisse und aufrechterhaltende Faktoren. Wir haben die Aufrechterhaltung schon im Zusammenhang mit Beziehungen diskutiert.

6.1 Erbe oder Umwelt?

Was glauben Sie:

- Sind psychische Störungen rein genetisch bedingt, also ererbt?
- Sind psychische Störungen ausschließlich während des Lebens, also in der Entwicklung, durch die Umwelt und/oder durch Ereignisse entstanden?
- Oder beruhen Störungen auf einer Mischung aus genetischen und Umweltfaktoren?

Möchte man diese Frage wissenschaftlich beantworten, so macht man sich spezielle Methoden zunutze. Der genetische, ererbte Anteil an den Ursachen kann geschätzt werden, indem das Vorkommen der Störung bei den Verwandten, insbesondere Eltern und Geschwistern erhoben wird. Am aufschlussreichsten sind Zwillingsstudien bei eineiigen Paaren, da diese genetisch übereinstimmen. Wenn Emetophobie also rein genetisch verursacht wäre, müsste Emetophobie bei eineiigen Zwillingen immer gleichermaßen auftreten – also bei beiden, oder eben bei beiden nicht. Wenn das nun bei allen Zwillingen der Welt so wäre, dann könnte man mit hoher Wahrscheinlichkeit sagen, dass der Emetophobie eine genetisch bedingte Störung zugrunde liegt. Bislang gibt es keine Untersuchungen, die diese Auffassung belegen. Es gibt aber allgemeine Hinweise auf eine ererbte Komponente von Angst. In einer großen Zwillingsstudie von Stevenson, Batten & Cherner (1992) mit 175 gleichgeschlechtlichen zweieiigen und 144 eineiigen Zwillingen zwischen 8 und 18 Jahren zeigten sich signifikant erbliche Komponenten für die Angst for dem Unbekannten, vor Verletzungen und kleinen Tieren, vor Gefahr und im Gesamt-Angstwert.

Die moderne Forschung findet zudem Gene, die mit gewissen Risiken z.B. für spezielle Krebsformen oder Alzheimer verbunden sind, indem das Genmaterial von Betroffenen mit dem der gesunden Population verglichen wird. Auch derartige Untersuchungen wurden an Patienten mit Emetophobie noch nicht durchgeführt. Es erscheint eine rein genetische Ursache ja auch wenig plausibel, wo doch verhaltenstherapeutische Ansätze so gut anschlagen.

Aus der Literatur wissen wir, dass oft ein traumatisches Erlebnis im Zusammenhang mit heftigem Erbrechen (selbst oder fremd) am Beginn einer Emetophobie steht. Es passiert jedoch viel öfter, dass Menschen eine heftige Bauchgrippe haben und dabei viel und oft erbrechen müssen *ohne* danach extreme Angst vor dem Erbrechen zu entwickeln, als dass sich daraus eine Angststörung entwickelt. Selbst wenn diese Personen später starken psychischen Belastungen ausgesetzt waren, müssen Sie trotzdem nicht an Emetophobie erkranken. Sie verfügen offenbar über Schutzmechanismen und/oder tragen kein Risiko für die Störung in sich. Eine alleinige genetische Erklärung für Emetophobie erscheint höchst unplausibel. Das heißt aber nicht, dass die Emetophobie ausschließlich durch die Umwelt verursacht sein muss. Es könnte gut möglich sein, dass eine gewisse genetische Prädisposition für Angststörungen und/oder leicht auslösbare Übelkeit vorliegt und die Entstehung begünstigt. Prinzipiell wurde bei Kindern gezeigt, dass Angst eine genetische Komponente besitzt (Stevenson, Batten & Cherner, 1992). Für den konkreten Fall der Emetophobie gibt es aber noch keine Daten.

6.2 Das bio-psycho-soziale Modell

Das bio-psycho-soziale Modell dient der Erklärung von psychischen Störungen, von deren Entstehung, Verlauf und Heilung. Es nimmt biologische Faktoren an, womit allgemeine biologische Voraussetzungen, aber auch das genetische *Erbe* gemeint sind. Man unterscheidet zwischen dem Genotyp – das sind alle Anlagen die ein Mensch hat – und dem Phänotyp, das sind die tatsächlichen Ausprägungen. Nicht jeder, der ein bestimmtes Gen für erhöhtes Krebsrisiko trägt, erkrankt tatsächlich daran.

Anstelle des vorhin diskutieren zweiten Faktors, der *Umwelt*, wird im Modell die *soziale Umwelt* eingeführt. Drittens scheint nun auch die Psyche im Modell auf. Sie könnte als Produkt aus Umwelt und Erbe gesehen werden. Die Umwelt ist die Familie, die Gesellschaft, die Kultur und die ökologische Beschaffenheit der Umgebung. Sie wird in verschiedener Hinsicht ihrerseits vom Individuum mit seinen biologischen und psychischen Eigenheiten mitgestaltet. So etwa sucht sich jemand seine soziale Umwelt zu einem gewissen Grad aus – d.h. man wählt seine Freunde, bzw. jemand baut sich ein Haus oder kauft eine Wohnung, zieht aufs Land oder in die Stadt. Sehr viel eindrücklicher wird das, wenn wir uns Kinder vor Augen führen. Geschwister sind oft vom ersten Tag an unterschiedlich, machen die Eltern durch unterschiedliche Schreimuster auf sich aufmerksam. Es ist ratsam, dass Eltern unterschiedlich auf diese Kinder eingehen. So haben die kleinen Menschen mit ihrer Prädisposition, mit der sie auf die Welt gekommen sind, ihre Umwelt mitgestaltet.

6.2.1 Biologische Komponente

Physiologische und genetische Faktoren können zur Entwicklung von Angststörungen beitragen (Antony & Barlow, 2002). Zu diesen sogenannten biologischen Komponenten, gehören Aspekte, die stärker durch physiologische Voraussetzungen bestimmt sind als durch andere Faktoren. Ein Beispiel dafür ist der Energiehaushalt. Wenn wir uns bewegen, verbrauchen wir mehr Energie, und wenn wir uns nicht bewegen, verbrauchen wir weniger Energie. Wenn wir mehr Energie zu uns nehmen, als wir verbrauchen, entsteht ein Energieüberschuss. Nun hängt es von der Prädisposition ab: z.B. gibt es eine Tendenz zu mehr roten oder mehr weißen Muskelphasern oder zu einem schnellen oder langsamen Stoffwechsel. Entsprechend dieser Gegebenheiten macht ein und die selbe Menge an Energiezufuhr sich bei verschiedenen Menschen früher oder später als Fettreservoir bemerkbar. Umgekehrt führt ein dauerhafter Energiemangel wegen unzureichender Nahrungszufuhr dazu, dass der Körper den Verbrauch drosselt, also die Körpertemperatur reduziert und sich eine allgemeine Müdigkeit breit macht, und bei anhaltendem Mangel auch an die Reserven geht – auch hier spielt die Prädisposition mit. Es wird angenommen, dass der ständige Energiemangel bei Personen mit Anorexie dazu führt, dass die Betroffenen vermehrt an Essen denken. Das führt wiederum zu vermehrter Kontrolle des Handelns, also noch strengerer Diät usw. Auch wenn das Abnehmen bei der Emetophobie nicht das Ziel ist, so leiden doch einige der Betroffenen unter einem beachtlichen Energiemangel, wenn sie aus Übelkeit tagelang nichts essen. Die daraus resultierenden Gedanken könnten sich tatsächlich um das Essen drehen, aber gleichzeitig wieder mehr Übelkeit hervorrufen, da jeder Gedanke an Nahrung mit der erwarteten Übelkeit verbunden wird. Außerdem kann das Hungergefühl an sich als Übelkeit fehlinterpretiert werden. Auch das Gehirn ist mit den inneren Organen, also auch Magen und Darm verbunden, das heißt, die Immunzellen rund um den Darm sind unmittelbar mit Nervenfasern, und damit mit dem Gehirn, verknüpft (Petra et al., 2015). Diese Verbindung ist reziprok, d.h. dass diese „Telefonleitung" in beide Richtungen funktioniert: Einerseits werden Mund und Magen beim Anblick von einer leckeren Speise adäquat informiert, sodass diese auf das Essen vorbereitet werden – Speichel und Magensaft werden vermehrt produziert, wenn wir ansprechendes Essen sehen oder riechen. Andererseits senden Magen bzw. Darm Sattheits- oder Hungersignale an das Gehirn. Es ist also nicht unwahrscheinlich, dass auch Übelkeit allein dadurch entstehen kann, wenn wir zu sehr daran denken.

Ein weiterer körperlicher Aspekt ist das Immunsystem. Über Teile des Gehirns werden Immunreaktionen gesteuert: Bei Stress wird das Immunsystem heruntergefahren, indem das Gehirn Situationen voraussieht und darüber verfügt, wozu die körperlichen Ressourcen (Energie) eingesetzt werden – in diesem Fall für die Bewältigung der bevorstehenden Situation. Die notwendigen Ressourcen werden dem Immunsystem weggenommen. Bei Patienten mit Emetophobie wäre dies der psychische Stress durch die Angst vor einem bevorstehenden oder auch nur befürchteten Ereignis. Allein durch die Angst kann das Immunsystem herunterreguliert werden.

Weiters hat auch die Angst ihre biologische Entsprechung im Körper. Die Angst wird immer sehr schnell körperlich spürbar. Ein sich zusammenziehendes Gefühl zwischen Herz und Magen, in der Folge Schwitzen, Herzrasen, Atemnot... all diese körperlichen Symptome haben ihre biologische Grundlage. Die Angst an sich hat im Gehirn ihren Sitz im limbischen System, das mit der emotional stark involvierten Region der Amygdala (deutsch: Mandelkern) und der Gedächtnisregion Hippocampus (deutsch: Seepferdchen) und weiteren Regionen einen Schaltkreis bildet. Dieser Schaltkreis arbeitet eng mit dem Neocortex, der Großhirnrinde, zusammen und greift so auf Erinnerungen zu, die unter Umständen aktiviert werden oder ihrerseits auch die dazu passende Emotion wachrufen können. Es gibt Studien zu anderen Angststörungen wie z.B. der posttraumatischen Belastungsstörung, aber auch zu spezifischen Phobien, welche die Aktivität der Amygdala bei Angst nachweisen. Dieser Schaltkreis mag sich also zwischen Gesunden und Patienten mit Angststörungen unterscheiden – womit aber noch nicht gesichert ist, ob das eine ererbte Eigenschaft oder eine Folge der Sozialisation ist.

Van Overveld, de Jong, Peters, van Hout und Bouman (2008) berichteten von einer höheren Ekelneigung bei Personen mit Emetophobie. Dies kann bedeuten, dass eine höhere Neigung zu Ekel zu einem höheren Risiko für Emetophobie führt. Das mag eine ererbte oder gelernte (psychologische) Komponente sein. Die Autoren Veale, Murphy, Ellison, Kanakam und Costa (2012) führen passend dazu auch die Überlegung der evolutionären Sinnhaftigkeit einer Neigung aus. Ist Ekel evolutionär von Vorteil? In ihrer Arbeit vergleichen die Autoren die Emetophobie mit Höhenangst. Personen mit Höhenangst erinnern sich an weniger kritische Stürze im Kindesalter als Personen ohne Höhenangst (Poulton et al. 1998). Das mag daran liegen, dass die Personen mit Sturzerfahrung die Gefahr besser einschätzen gelernt haben und durch angeborene Mechanismen dieses Wissen besser für die Vermeidung von gefährlichen Situationen nutzen konnten – ein evolutionärer Vorteil! Das mag auch auf andere Ängste zutreffen wie z.B. die Angst vor Schlangen o.ä.. Allerdings kann der Emetophobie kein evolutionärer Vorteil abgerungen werden (Veale, Murphy, Ellison, Kanakam und Costa, 2012). Das Erbrechen dient in der Regel der Entledigung von Keimen oder Toxinen, die am besten auf schnellstem Wege den Körper verlassen sollten, und das ist nun mal der Weg zurück aus dem Magen durch die Speiseröhre, und nicht erst die mehrere Meter lange Reise durch das Verdauungssystem. Also: Erbrechen ist ein evolutionär sinnvoller Mechanismus.

Angenommen, eine gewisse ererbte Komponente würde eine Angstneigung mit sich bringen, die Menschen mit Emetophobie das Leben schwer macht. Gegen biologische Ursachen kann man sich zwar nicht wehren, aber sie sind auch jene, welche am ehesten durch Medikamente beeinflusst werden können. Das hat schon jeder angenehm wahrgenommen, wenn er Tabletten gegen Übelkeit eingenommen hat. So gibt es auch Medikamente gegen Angst, sogenannte Anxiolytika, aber auch Beruhigungsmittel können helfen und werden auch regelmäßig angewandt, wenn z.B. jemand mit Flugangst in ein Flugzeug steigen muss. Gäbe es solche Tabletten auch gegen psychische Symptome wie Zwang oder eine Körperschemastörung, so wären viele Psychotherapeuten arbeitslos. Sollten Sie also bei einem Psychiater oder einem anderen Arzt in Behandlung sein, so ist dieser wohl in gewissem Ausmaß in der Lage zu helfen, indem er die biologische Ebene der Krankheit bearbeitet. Die Vor- und Nachteile einer solchen Behandlung sind sorgfältig abzuwägen. Das Symptom mit einer Tablette quasi herunter zu schlucken beseitigt noch nicht die Ursache. Aber dazu kommen wir noch.

Außerdem sind auch biologische Prädispositionen vielleicht Risikofaktoren, aber keineswegs ein „Schicksal". Zudem sind die wenigsten Prädispositionen so klar, dass man sich gemütlich auf ihnen ausruhen könnte. Betrachten Sie hierzu als Beispiel zwei Personen, von denen die eine in der Sonne schnell bräunt, die andere nur einen schmerzenden Sonnenbrand bekommt. Bleiben aber beide Personen das ganze Jahr über im Schatten, so sind beide weder besonders braun noch rot.

6.2.2 Psychologische Komponente

Die psychologische Komponente ist wohl die am schwersten fassbare von allen dreien. Man kann die Biologie untersuchen, die Umwelt beschreiben, aber was ist mit der Psyche? Durch Introspektion kann der Betroffene in sich hineinblicken, aber dem Außenstehenden bleiben die Gedanken verborgen. Was sind Gedanken eigentlich?

Emetophobie hat ganz spezielle psychische Kennzeichen, allen voran die Angst. Die Emotion „Angst" manifestiert sich wie bereits erwähnt auch als Prozess im Gehirn. Die Angst ist wie jeder Gedanke, jeder neuronale Prozess, eine spezielle Form neurochemischer Informationsübertragung zwischen Neuronen und sie ist mit technischen Mitteln (Elektroenzephalographie, funktionelle Magnetresonanztomographie) messbar. Vielleicht denken Sie jetzt, dass es manchmal schwer ist, die Dinge auseinander zu halten. Zwar stellt sich Angst als Gefühl als eine klar psychische Komponente dar, aber trotzdem hat sie eine gut erforschte, biologische, also körperliche, Grundlage. Die Angst ist außerdem eng gekoppelt mit den physiologischen Reaktionen wie Herzklopfen, Schwitzen usw. Die psychologische Komponente ist aber nicht losgelöst von der Biologie, sondern eine andere Betrachtungsweise; diese ist notwendig, solange mit den oben genannten, sehr detaillierten biologisch-technischen Mitteln noch kein konkreter Gedanke beschrieben werden kann, z.B. solange damit nicht beschrieben werden kann, dass ein Patient gerade an ein ganz spezielles Ereignis im Zusammenhang mit dem Erbrechen denkt, an die Gefühle, die Gerüche, Bilder usw. Solche konkreten Situationen können wir (noch) nicht biologisch aufspüren. Vielleicht ist es dieser Mangel an geeigneten Mitteln zur biologischen Beschreibung, die uns veranlasst, Gedanken als „psychisch" zu bezeichnen. Dann wäre „psychisch" sinngemäß etwas, das wir anders nicht zu fassen bekommen. Das ist in dieser überzeichneten Form auch nicht richtig. Aber lassen Sie es mich kurz machen: Wenn wir hier weiterdenken, kommen wir schließlich beim Leib-Seele-Problem an und enden bei Descartes und dem denkenden Strohhalm. Bleiben wir also vorerst – ungeachtet aller philosophischen und wissenstheoretischen Anschauungen bei der Ansicht, Gedanken gehören zur Psyche und die Psyche ist auch ein Sammelsurium an Gedanken und Denkschemata, Erinnerungen, Wahrnehmungen, Gefühlen usw. Wir betrachten in der Folge einige Elemente, die sich der „Psyche" zuschreiben lassen.

Die Angst steht also im Zusammenhang mit inneren Bildern. Diese Bilder sind eng geknüpft an Erinnerungen – seien es richtige oder falsche, leicht abrufbare oder schwer erinnerliche, aber auch Vorstellungen, die wiederum auf den Erfahrungen des Individuums beruhen. Erst durch Vorerfahrungen und den sich daraus ergebenden Erinnerungen und Erwartungen wird die Angst vor dem Erbrechen zu dem, was sie ist.

Dies führt zu einem sehr wichtigen, psychologischen Aspekt der Emetophobie: der Antizipation, das ist die erwartende Voraussehung, der gefürchteten Situationen oder Ereignisse. Diese Antizipation begleitet Menschen mit Emetophobie auf Schritt und Tritt. Veranschaulichen wir das am Beispiel einer schwangeren Frau: Ein Mensch mit Emetophobie trifft eine alte Bekannte, die ein Kind erwartet. Die Freude, sich wieder zu sehen, wird sofort von der eigentlich freudigen Nachricht des Kindes überschattet: Menschen mit Emetophobie meiden Schwangere, da diese (für gewöhnlich nur im ersten Drittel der Schwangerschaft) oft Übelkeit und Brechreiz verspüren. In seiner Vorstellung sieht der Betroffene aber schon die Situation auf sich zukommen, in der die Bekannte sich vor ihm übergeben muss. Anstatt sich nun anlässlich des Wiedersehens gemeinsam in ein Café zu setzen, findet der Betroffene einen Vorwand, um sich schnell wieder zu verabschieden.

Das Beispiel führt uns unmittelbar weiter zur psychischen Komponente des *Vermeideverhaltens*. Vermeidung kann sich sowohl im Verhalten als auch in der Gedankenwelt äußern. Im Verhalten äußert es sich etwa wie in der soeben beschriebenen Situation, indem das Treffen abgewehrt wird. Befürchtungen bringen den Menschen mit Emetophobie dazu, auf viele Dinge zu verzichten. Er richtet sein Leben so ein, dass die gefürchteten Situationen nicht entstehen können. Dieser praktische Teil des Vermeidens indem das Leben auf eine gewisse Art organisiert und geführt wird, ist die Verhaltensebene. Dazu kommt die kognitive, also gedankliche Vermeidung. Diese ist schwer messbar, weil sie sich ausschließlich auf das Denken bezieht – demzufolge gibt es keine verlässlichen Zahlen dazu. Tatsächlich werden bis zu einem gewissen Grade auch die Gedanken an das Erbrechen gemieden, was in einer beängstigenden Flucht an Bildern im Kopf endet, die schnell weggeschoben werden. Als nicht Betroffener ist das schwer vorstellbar, doch lässt es sich leicht ausprobieren, wenn wir einen Moment versuchen, an unseren Tod zu denken. Wenn ich tot bin, dann denke ich nicht mehr. Was ist dann mit mir, liegt ein lebloser Körper da, den meine Angehörigen beweinen? Den Gedanken schiebt man – nicht leichtfertig – doch behutsam auf die Seite, mit Ablenkung (an etwas anderes denken), Normalisierungen (jeder muss einmal sterben), Beruhigungen (das ist noch weit weg) usw. Aber sich tatsächlich und praktisch vorstellen, wie es wäre, tot zu sein, ist schwer und fühlt sich zumindest merkwürdig, wenn nicht unangenehm an. Entsprechend kann auch der Gedanke an das Erbrechen oder das Erbrochene weggeschoben oder vermieden werden. Als nicht Betroffene kann ich mir leicht vorstellen, wie es ist, mit Magen-Darm-Grippe mit dem Eimer auf der Seite im Bett zu liegen. Wenn die Betroffenen in der Befragung aber angeben, sie hätten „Todesangst", so liegt auch nahe, dass sie sich mit dem Akt des Erbrechens zwar gedanklich beschäftigen, um ihm praktisch aus dem Weg zu gehen. Aber der Gedanke an die konkrete Situation und das, was danach kommt, wird weit weg geschoben. Der Vergleich mit den Todesgedanken war spekulativ, aber er sollte es Nicht-Betroffenen erleichtern, die gedankliche Vermeidung nachvollziehen zu können.

Auch *Aufmerksamkeit* ist eine kognitive Leistung, mit ihren sehr gut untersuchten biologischen Grundlagen. Auf psychologischer Ebene findet sich bei Personen mit Emetophobie eine gesteigerte Aufmerksamkeit für Gefahren der Reizkonfrontation, z.B. aufkommende Übelkeit, oder die Anwesenheit der genannten Personengruppen (Schwangere, Kinder, alkoholisierte Menschen), welche mutmaßlich zum Erbrechen neigen und daher für Betroffene Konfrontation durch fremdes Erbrechen personifizieren. Die gesteigerte Aufmerksamkeit sorgt dafür, dass jegliche Hinweise, die auf eine potentielle Gefahr hindeuten, als solche erkannt und in der Folge meist überbewertet oder falsch interpretiert werden.

Wenn ein Mensch mit Emetophobie z.B. von seinem Kind hört, ein anderes Kind hätte sich an diesem Tag im Kindergarten übergeben müssen, dann nimmt er an, dass eine Magen-Darm-Grippe im Umlauf sei und dass wahrscheinlich schon der ganze Kindergarten angesteckt worden ist, und so auch sein Kind, und wahrscheinlich würde es die ganze Nacht brechen und unweigerlich würde er sich selbst auch anstecken. Dieses *Übersteigern* ist typisch für die Emetophobie (aber auch andere Störungen). Ereignisse werden gedanklich zu einer katastrophalen Antizipation, anstatt zu denken, dass das betroffene Kind eventuell nur zu viel oder etwas Falsches gegessen hätte. Auf diese Weise wird also ein Katastrophenszenario vorausgesehen und die „notwendigen" Maßnahmen zur Eingrenzung der Gefahr einer möglichen Konfrontation getroffen.

Damit sind nun Aufmerksamkeit, Antizipation und Vermeidung in einem beispielhaften Ablauf vereint. Es fällt auf: Die Gedanken bzw. Denkprozesse laufen schablonenhaft ab, weswegen sie auch als *Denkschemen* bezeichnet werden. Wie entstehen diese Schemen? Veale, Murphy, Ellison, Kanakam & Costa (2012) versuchen das Erlernen solcher Schemen anhand der gängigen psychologischen Theorien zu erklären.

Spezielle Formen des *Lernens*, z.B. Konditionierung oder soziales Lernen könnten eine Rolle spielen. Die Konditionierung ist etwas, was man aus der Tierwelt kennt. Der Pawlowsche Hund ist ein Experiment, in welchem gezeigt wurde, dass Hunde nach wiederholter gleichzeitiger Darbietung eines Glockentons und des Futters bereits bei alleiniger Vernehmung des Glockentons mit vermehrtem Speichelfluss reagierten. Ähnliche Varianten finden sich auch bei Menschen. Es gibt auch die Variante, in der keine Wiederholung, sondern nur eine ausreichend emotional stark gefärbte einmalige Paarung eines neutralen mit einem negativen Reiz ausreicht, um dem neutralen Reiz auf Dauer eine negative Bedeutung zuzuschreiben. Menschen mit Emetophobie hätten gemäß dieser Theorie ein negatives Erlebnis oder ein ungewolltes Gefühl mit dem Erbrechen in Verbindung gebracht und reagieren deshalb mit Angst und Panik auf den Angstreiz. Konditionierung passiert, indem gleichzeitig ein neutrales Ereignis – hier das Erbrechen – und ein beängstigendes Ereignis (Schmerz, Todesangst, großes psychisches Leid) auftreten. Die Person assoziiert ungewollt die beiden Ereignisse und entwickelt bei wiederholt gleichzeitigem Auftreten der beiden Ereignisse eine Reaktion, die auch erfolgt, wenn das neutrale Ereignis alleine auftritt. Die vielleicht irrtümlicherweise mit Phagophobie diagnostizierten Kinder in der japanischen Studie (Okada et al., 2007) haben eine derartige Geschichte hinter sich: Sie hatten infolge einer Krankheit o.ä. ein intensives Erlebnis einer Situation, in welcher sie heftig und teilweise auch mehrmals erbrechen mussten. In der Folge weigerten sie sich, zu essen, was dann als Essens- bzw. Schluckangst diagnostiziert worden war. Das Erleben des Erbrechens in den Fallstudien war als sehr unangenehm in befremdlichen Situationen (z.B. im Krankenhaus) empfunden worden. Durch Pawlowsche Konditionierung kann sogar die Übelkeit induziert werden. Bei Patienten mit Chemotherapie führt durch das wiederholte Erleben der Infusion und der anschließenden Übelkeit später oft allein der Anblick der Infusionsgeräte zu Übelkeit (Stockhorst, Steingrueber, Enck & Klosterhalfen, 2006). Ähnliche Mechanismen können bei Emetophobie im Einzelfall auch eine Rolle spielen. Auch soziales Lernen spielt gewiss eine Rolle und könnte genauso gut im folgenden Kapitel der sozialen Komponente angeführt werden. Das soziale Lernen ist ein Lernen, das in sozialer Umgebung passiert. Die Lernfaktoren sind dabei die Reaktion der sozialen Umwelt bzw. die Interaktion mit anderen Menschen in allen Situationen, die mehrere Menschen betreffen. Es ist nachvollziehbar, dass es die Entstehung von Emetophobie beeinflussen kann, wenn Ekel und Angst von Außenstehenden in Situationen mit Erbrechen erlebt werden (Veale et al., 2012). Kinder richten sich in unbekannten Situationen nach der emotionalen Information von ihren Bezugspersonen und lernen so gewissermaßen eine Reaktion.

Ein weiterer psychologischer Faktor beim Erbrechen ist die Angst vor dem *Kontrollverlust*. Beim Erbrechen ist man für gewöhnlich den Reaktionen des eigenen Körpers „ausgeliefert". Das Erlebnis geht also mit einem massiven Kontrollverlust einher. Schottische Forscher (A. Davidson, 2002; A. L. Davidson, Boyle, & Lauchlan, 2008) verglichen Menschen mit Emetophobie mit gesunden Kontrollpersonen sowie einer Gruppe von Personen mit anderen Phobien in Hinblick auf deren Einstellung zur Kontrollierbarkeit bestimmter Ereignisse. Die Ergebnisse legen nahe, dass die Gruppe der Menschen mit Emetophobie fest daran glaubt, die Kontrolle über die Ereignisse in ihrem Leben und in ihrer Gesundheit zu besitzen. Dieser Glaube an eine eigene Kontrollierbarkeit ist bei Menschen mit Emetophobie deutlich höher als bei Personen mit anderen Angststörungen oder gesunden Kontrollpersonen. Es könnte also sein, dass Menschen mit Emetophobie deshalb eine größere Angst haben, diese Kontrolle zu verlieren. Diese Interpretation ist aber nur bedingt mit den Studienergebnissen belegbar, da die Studie nur den Glauben an die Kontrollierbarkeit (in der Fachsprache ein *internaler Locus of Control*) untersuchte und nicht die Angst vor Kontrollverlust. Dass das Erbrechen als Situation des Kontrollverlustes erlebt wird und deshalb für diese Personen mit dem speziellen Kontrollglauben als Bedrohung gilt, wurde nicht untersucht, sondern in dieser Form interpretiert. Kontrollverlust wurde auch in unserer Umfrage abgefragt, aber nicht als häufigste angsteinflößende Komponente des Erbrechens gelistet. Für die Studie von Davidson wurden Menschen mit Emetophobie im Internet rekrutiert, die Kontrollpersonen mit und ohne Phobien wurden aber persönlich untersucht. Alternativ hätte man die Kontrollgruppen ebenso wie die Menschen mit Emetophobie in Internetforen rekrutieren können, damit die Gruppen wirklich vergleichbar und das Ergebnis aussagekräftiger gewesen wäre. In jedem Fall wäre es sehr spannend, ob die Emetophobie denn wirklich mit Angst vor dem Kontrollverlust und nicht einfach mit einem stärkeren Kontrollglauben einhergeht. Es ist zwar nahe liegend, dass der Glaube an die Kontrollierbarkeit von Umständen/Gesundheit, der Wunsch nach Kontrolle/Kontrollierbarkeit und die Angst vor Kontrollverlust irgendwie zusammenhängen, aber wie das Zusammenspiel tatsächlich abläuft und wie das konkret bei der Emetophobie aussieht, ist nicht bekannt. Vielleicht haben Menschen mit Emetophobie wiederholt Situationen mit massivem Kontrollverlust als beängstigend erlebt, und diese Angst äußert sich nun in der Situation des Erbrechens, da sie sich nun generell davor fürchten, die Kontrolle zu verlieren bzw. einem Ereignis einfach hilflos ausgeliefert zu sein.

Manchmal hat eine Krankheit manchmal auch ihre positiven Seiten und somit eine gewisse *Funktionalität*, etwa indem sich Mitmenschen verstärkt um den Betroffenen kümmern. Die psychologischen Faktoren dabei sind positive Empfindungen, die durch diese Zuwendung ausgelöst werden. Sie wirken als Verstärker auf das Störungsbild – also die Angst, das Hilflos-sein, das Etwas-nicht-tun können, um gewisse Situationen zu vermeiden. Der Mensch mit Emetophobie erfährt mehr Aufmerksamkeit, wenn er diese Verhaltensweisen zeigt. Darum wird er in Zukunft auch mit höherer Wahrscheinlichkeit diese Verhaltensweisen wieder zeigen, da er dafür ja mit besagten positiven Empfindungen belohnt wird. Die Emetophobie hat hier also die Funktion, Aufmerksamkeit zu beschaffen – daher spricht man in diesem Zusammenhang von Funktionalität.

Offensichtlich ist es so, dass die psychischen Kennzeichen ihrerseits von den biologischen Faktoren sowie von den sozialen Faktoren abhängen. Eine gewisse Art zu Denken kann gelernt sein, weil sie etwa in der Erziehung oder im Freundeskreis eher toleriert war als eine andere. Sie unterliegt andererseits aber auch angeborenen Faktoren, dem Genotyp, der sich auf die Physiologie, die Gehirnstrukturen usw. auswirkt. Als Ausblick auf das Kapitel zu den Therapien halten wir hier fest, dass Denkschemata in den heute stark kognitiv orientierten Therapien bearbeitet werden, gemeinsam mit dem beobachtbaren Teil, also dem Verhalten, in der sogenannten Verhaltenstherapie. Am wirksamsten ist die Kombination beider Aspekte, was in der heute weit verbreiteten kognitiven Verhaltenstherapie angeboten wird.

Boschen (2007) betont auch den Zusammenhang zwischen Psyche und Körper und vermutet daher als Grundlage für die Emetophobie eine erhöhte Tendenz zum Somatisieren (Boschen, 2007). *Somatisieren* bedeutet so viel wie *verkörperlichen* (soma = körper) und meint in diesem Zusammenhang, dass psychische Vorgänge nicht nur in der Psyche (Gedanken, Emotionen, Verhaltensweisen, Einstellungen), sondern auch oder vor allem im Körper bemerkbar werden. Im Körper zeigen sie sich bei der Emetophobie konkret in Form von Übelkeit, aber auch von anderen Symptomen.

6.2.3 Soziale Komponente

Die sozialen Faktoren sind Menschen in der näheren und weiteren Umwelt. Dazu gehören die Eltern, die dem Kind Vorbilder waren, von denen es also Haltungen, Meinungen und Handlungsweisen übernommen hat. Außerdem gehören dazu nicht nur die Verwandtschaft und die Freunde, die den heranwachsenden und schließlich erwachsenen Menschen beeinflusst haben, sondern auch die gesamte soziale Umwelt: Eine Gesellschaft, d.h. alle Menschen in der Kultur, in der sich der Betroffene befindet, hat gewisse Moral vorstellungen, Höflichkeitsformen, und andere ungeschriebene Gesetze, an denen sich der Mensch entsprechend seiner Entwicklung mehr oder weniger reiben kann. Die soziale Komponente ist aber nicht nur der auferlegte gesellschaftliche Druck, der vorgibt wie wir uns zu verhalten haben, sondern auch unser ökonomischer Status. Es gibt zahlreiche Studien die belegen, dass Menschen aus niedrigem ökonomischem Status öfter an psychischen Störungen erkranken als gut situierte Menschen. Der Kampf ums Überleben wird heute nicht mehr nur auf der körperlichen Ebene ausgetragen wie zu Beginn der Menschheit, als Stärke und Kampf, Krankheit und Gesundheit zum Überleben oder Nicht-Überleben beigetragen haben. Heute kommen psychisch-soziale Hintergründe dazu. Dem beruflich und sozial erfolgreichen Gesellschaftsideal nicht zu entsprechen, mag allein psychischen Stress verursachen.

6.2.4 Zusammenspiel von bio-psycho-sozialen Faktoren

Zusammenfassend lässt sich zum bio-psycho-sozialen Modell sagen, dass alle drei Komponenten wichtig sind und ihr Zusammenspiel erst zum Entstehen einer Störung führt. Dabei ist von Bedeutung, welche der Faktoren eher vulnerabilisierend wirken – also eine Störung fördern, und welche eher protektiv sind – also vor einer Störung schützen. Das Ausmaß dieser schützenden und schädigenden Komponenten in den drei Ebenen Biologie, Psyche und soziale Umwelt, macht in Summe die Entstehung einer Störung aus. Zusätzlich kann man noch im zeitlichen Verlauf zwischen auslösenden Faktoren und prädisponierenden, d.h. die Störung im Vorfeld begünstigende Faktoren unterscheiden. Prädisponierende Faktoren führen noch zu keiner Störung, solange der entscheidende Auslöser nicht hinzukommt. Umgekehrt können Einzelerlebnisse mit dem Potential eines Auslösers ohne Folgen bleiben, wenn keine prädisponierende Faktoren vorliegen.

Zu den vielschichtigen Faktoren zählen auch Personen mit psychischen Störungen im sozialen Umfeld. Sind diese in der näheren oder weiteren Verwandtschaft anzutreffen und teilen sich mit dem Betroffenen zu einem gewissen Ausmaß das Genom, so könnte man eine ererbte Komponente annehmen. Es gibt Hinweise dafür, dass gewisse neurochemische Voraussetzungen für Angststörungen veranlagt, also vererbt/angeboren sein können. Aber auch Personen mit psychischen Störungen ohne gemeinsame Genetik im sozialen Umfeld spielen eine Rolle. Psychische Störungen verändern nicht nur das Leben der Betroffenen, sondern auch das ihrer Mitmenschen. Insofern kann schon die Krankheit eines Elternteils die Entstehung einer Erkrankung bei den Kindern fördern, ohne dass eine Erblichkeit vorliegen müsste. Aufgrund dieser vermuteten und tatsächlich möglichen Zusammenhänge haben wir die Teilnehmer unserer Internetstudie auch befragt, ob in ihrer näheren/weiteren Verwandtschaft (näher: Engere Familie wie Eltern und Geschwister, weitere Verwandtschaft alle übrigen) sowie näheren/weiteren Bekanntenkreis (engere Freunde vs. Arbeitskollegen etc.) Personen mit psychischen Störungen vorkämen. 61% der Befragten gaben an, dass es auch im Umfeld Menschen mit psychischen Störungen gab (37,6% keine solchen bekannten Fälle, 1,4% keine Angabe). Dazu gab es 17% in der näheren Familie, 7,1% in der weiteren Verwandtschaft, 3,5% im engeren Freundeskreis, 2,1% im weiteren Bekanntenkreis und 31,2% mehrere bekannte Fälle in den div. Kategorien (39% keine Angabe). Es liegen auch hier keine Angaben darüber vor, ob es sich um eigene, psychologische oder psychiatrische Diagnosen handelt. Drei der Befragten nannten Brüder mit Alkohol-/Drogenproblemen sowie einen aggressiven Bruder. Drei Befragte gaben an, Schwestern mit Angststörungen zu haben, zwei mit Zwangsstörungen. Über drei Mütter und acht Väter wurden Alkoholprobleme berichtet, bei elf Müttern und sieben Vätern Depressionen. Neunmal wurden Angststörungen der Mutter und zweimal des Vaters angegeben, dreimal wurden Aggressionen und zweimal Zwangsstörungen des Vaters genannt, und eine Betroffene berichtete, ihre Mutter sei selbstmordgefährdet.

In der Literatur finden wir z.B. bei der kanadischen Studie mit den vier untergewichtigen Patientinnen, die eigentlich an Emetophobie litten (Manassis & Kalman, 1990) Brüder mit feindseligem Verhalten und ängstliche Mütter sowie eine möglicherweise sehr enge Beziehung zwischen Mutter und Tochter mit damit verbundenen Trennungsschwierigkeiten (im Sinne von Trennungsangst). Angststörungen bei den Müttern sind nicht deutlich häufiger als Alkoholismus bei den Männern oder Depressionen bei Müttern/ Vätern. Anstatt also eine spezielle neurochemische Biologie vorauszusetzen, können wir annehmen, dass schwierige Familienkonstellationen im Sinne des bio-psycho-sozialen Modells sehr wohl als soziale Komponente, sowie evt. generell unspezifische Störungen im Neurotransmitterhaushalt (die sich evt. bei den verschiedenen Personen in unterschiedlichen Störungen äußern) einen zusätzlichen, biologischen Faktor darstellen.

6.3 Erbrechen als Auslöser und „Anschürer"

Zahlreiche Fallberichte belegen, dass Personen mit Emetophobie oft von einem auslösenden Ereignis der Angst berichten. Meist handelt es sich dabei um eigenes oder fremdes Erbrechen. Auch in unserer Studie befragten wir die Personen nach auslösenden Faktoren oder sogenannten Anschürern, d.h. Ereignisse/Umstände, die die Emetophobie weiter verstärkt haben. Etwa zwei Drittel gaben an, einen Auslöser oder Anschürer in Zusammenhang mit der Emetophobie bringen zu können. Auf die Frage, diese Umstände oder Ereignisse näher zu konkretisieren, gab ein Drittel eigenes Erbrechen als Auslöser an, ein Fünftel ein Erlebnis fremden Erbrechens. Etwa ein Zehntel berichtete über eigenes Erbrechen als Anschürer, und etwas mehr als ein Zehntel fremdes Erbrechen als Anschürer.

Diese Verhältnisse legen nahe, dass auslösende, aber auch anschürende Ereignisse eine wichtige Rolle in der Entstehung und im Verlauf der Emetophobie spielen könnten. Man sollte dabei allerdings bedenken, dass diese Beurteilungen von den Betroffenen selbst retrospektiv – also im Nachhinein – getroffen wurden. Leider funktioniert unser Gedächtnis nicht so einwandfrei wie ein Nachschlagewerk, sodass gedankliche Verzerrungen aufgrund von emotionalen Umbewertungen, Vergessen usw. stattfinden konnten und die später erinnerten Inhalte beeinflusst haben. Es ist trotzdem bemerkenswert, dass Auslöser meist durch eigenes Erbrechen, Anschürer aber eher durch fremdes Erbrechen repräsentiert sind. Das Erleben in der ersten Person – also in erster Perspektive – spielt also zum Entstehungszeitpunkt eine größere Rolle als im weiteren Verlauf. Das kann daran liegen, dass in der Folge derartige Vorkommnisse (das Erbrechen) derart gut vermieden werden, dass sie eben nicht zustande kommen und somit keine Anschürer sein können. Andererseits kann dies auch daran liegen, dass man fremdes

Erbrechen wohl häufiger erlebt als eigenes, aber vor dem Beginn der Störung nicht derart wahrgenommen hat. Erst nach Ausbruch der Emetophobie werden Situationen, in welchen fremdes Erbrechen miterlebt wird, stärker und als bedrohlich wahrgenommen, sodass sie zu Anschürer-Ereignissen werden.

Kasten 3: Erarbeiten Sie Ihr persönliches Entstehungsmodell

Vorbedingungen	vulnerabilisierend	protektiv
Sozial: *Familie, Freunde, Gesellschaft, Kultur*		
Psychologisch: *persönliche Eigenschaften, Gewohnheiten, Denkschemen, Erfahrungen, Verhaltensmuster*		
Biologisch: *Stoffwechselstörungen, Lebensmittelunverträglichkeiten, Energiebedarf*		
Auslöser-Ereignis:		
Anschürer-Ereignisse:		
Aufrechterhaltende Faktoren: *möglicher Krankheitsgewinn, Vermeidung*		

Zu einem ähnlichen Ergebnis kamen auch Prof. David Veale und sein Team (Veale, Murphy, Ellison, Knakam & Costa, 2012). In einer Umfrage unter 94 Personen mit Emetophobie und 90 Kontrollpersonen zeigte sich, dass Personen mit Emetophobie lebensgeschichtlich länger zurückliegende Ereignisse von eigenem oder fremdem Erbrechen erinnern als Kontrollpersonen, und dass sie diese Ereignisse auch als wesentlich beängstigender in Erinnerung haben. Interessant war, dass sich die beiden Gruppen nicht in der Anzahl der erinnerten Episoden eigenen Erbrechens unterschieden, bevor das Erbrechen für die Personen mit Emetophobie zu einem Problem wurde. Aber Personen mit Emetophobie erinnerten sich an mehr Episoden fremden Erbrechens aus diesem Zeitraum vor dem Beginn der Angst. Für den Zeitraum nach Beginn der Angst hatten Personen mit Emetophobie weniger Erinnerungen an eigenes Erbrechen, aber mehr Erinnerungen an fremdes Erbrechen als die Kontrollgruppe. Auch Veale et al. (2012) interpretieren diese Datenlage mit der erhöhten Aufmerksamkeit für Erbrechen nach Ausbruch der Störung und einer effizienten Vermeidensstrategie für eigenes Erbrechen.

6.4 Entstehung der Emetophobie im Kindesalter

Studien und unsere eigenen Daten weisen darauf hin: Meist entsteht die Emetophobie bereits im Kindesalter bzw. der frühen Pubertät (Lipsitz, Fyer, Paterniti, & Klein, 2001; Wu et al., 2017). Bleibt sie unbehandelt, so ist es nicht unwahrscheinlich, dass die Symptome bis ins Erwachsenenalter andauern (de Jongh, 2012). Eine rasche und gezielte Behandlung erspart den Betroffenen viel Leid.

Die Symptome bei Kindern und Jugendlichen, welche wir aus den Fallberichten in der Literatur kennen aber auch jene aus einer systematischen Umfrage ähneln denen der Erwachsenen auf überraschende Weise (Wu et al., 2017). Sogar die geschätzte Prävalenz ist bei Jugendlichen in etwa gleich hoch wie bei Erwachsenen. In einer Umfrage unter 305 Kindern zeigten 7.5% Symptome, die auf eine gesteigerte Angst vor dem Erbrechen hinweisen (Wu et al., 2017). Gesteigerte Symptome bedeuten wiederum nicht, dass eine klinisch bedeutsame Phobie vorliegt. Trotzdem decken sich diese Zahlen von Kindern und Erwachsenen und auch die Berichte zur Entstehung. Nach einem intensiven Erleben des Erbrechens, z.B. während einer Infektion oder während einer Blinddarmentzündung, beginnt die Angst zunächst allmählich, und wird dann immer präsenter. Die Kinder verspüren Übelkeit bzw. machen sich Sorgen, dass ihnen übel wird, sie vermeiden bestimmte Speisen, auswärtiges Essen und nehmen insgesamt weniger Nahrung zu sich, was bei Kindern leider sehr schnell zu dramatischen Mangelernährungszuständen mit weiteren Folgen führen kann. In Fallberichten wurde geschildert, dass die betroffenen Kinder es vermeiden, mit anderen Kindern zu spielen, dass sie befürchten, dass sie in der Öffentlichkeit (vor den anderen Kindern oder in der Schule vor dem Lehrer) erbrechen müssen; das kann letztlich sogar zur Verweigerung des Schulbesuches führen (Faye, Gawande, Tadke, Kirpekar, & Bhave, 2013). Die betroffenen Kinder vermeiden den Aufzug, den Bus, oder bitten sogar ihre Eltern, diese Dinge zu vermeiden. Die 8jährige Patientin in dem Bericht von Faye et al. (2013) bat ihren Vater, der etwas außerhalb der Stadt arbeitete, kein Essen von auswärts zu sich zu nehmen, da sie fürchtete, er könnte erbrechen und dann würde sich niemand um ihn kümmern. Das Mädchen rief seinen Vater auch wiederholt an und bat ihn, die Arbeit zu wechseln. Das Mädchen bat außerdem wiederholt darum, dass die Toilette gereinigt werden sollte, da es befürchtete, die Toilette könnte nach Erbrochenem riechen, was wiederum Übelkeit verursachen könnte. Die Angst führte sogar zu Schlafstörungen.

Die erste Studie zur Therapie bei Kindern mit Emetophobie führten 1984 Forscher an der psychiatrischen Abteilung der verhaltenstherapeutischen Klinik in Cleveland (Klonoff, Knell, & Janata, 1984) durch. Die Forscher berichten von fünf Kindern im Alter von 6-15 Jahren, die aus Angst vor dem Erbrechen ein breites Spektrum an Vermeidungsverhalten zeigten: Sie gingen nicht außer Haus, weigerten sich, die Schule zu besuchen, die Nahrungsaufnahme war gestört und soziale Situationen wurden im Allgemeinen vermieden, was zu massiven Veränderungen im Familienleben führte. Das gedankliche Symptom war eine antizipatorische Angst vor dem Erbrechen, d.h. die Kinder befürchteten aufgrund verschiedener Anlässe erbrechen zu müssen – sozusagen eine Erwartungsangst. Die Angst war bei allen Untersuchten in einer Phase entstanden, in der ein wichtiger Entwicklungsschritt vollzogen worden war – z.B. Eintritt in die Schule, Beginn der Pubertät Dazu kamen Stressoren wie z.B. die Scheidung der Eltern oder ein Schulwechsel. Unmittelbar ausgelöst worden war die Angst durch ein Ereignis, bei welchem sich die jungen Patienten übergeben mussten. Diese Schilderung verdeutlicht, dass die Entstehung von Emetophobie bei Kindern nicht anders aussieht, als bei Erwachsenen.

Während diese fünf jungen Menschen mit Emetophobie sich vor eigenem Erbrechen fürchteten, gibt es auch Kinder, die sich sowohl vor eigenem wie auch vor fremdem Erbrechen fürchten, wobei die Furcht vor fremdem Erbrechen sogar stärker sein kann. Eine Fallstudie in Amerika (Moran & O'Brien, 2005) berichtet von einem 11jährigen Mädchen, dessen Emetophobie zwar durch eigenes Erbrechen ausgelöst worden war, deren Ängste aber vor allem auf fremdes Erbrechen in der Öffentlichkeit, und zwar vor allem durch andere Kinder (in der Schule, im Bus) gerichtet waren. Bemerkenswert ist, dass die Mutter dieses Mädchens als Tagesmutter gearbeitet hatte, als das Mädchen 2-8 Jahre alt gewesen war. Die beaufsichtigten Kinder hatten sich gelegentlich übergeben müssen und das betroffene Mädchen konnte dem Therapeuten noch sehr genau schildern, was sie erlebt hatte.

Maertens et al. (2017) berichteten von zwei Jugendlichen mit Emetophobie. Das eine Mädchen war auf etwa 70% des idealen Körpergewichts abgemagert, nachdem eine Magen-Darm Erkrankung eine anhaltende Angst vor dem Erbrechen ausgelöst hatte. Das junge Mädchen befürchtete eine erneute Infektion durch Bakterien und wusch sich daher übermäßig oft und gründlich die Hände, betete vor dem Zubettgehen ausführlich und klopfte eine bestimmte Wiederholung an Türen. Sie aß nie nach 18 Uhr und prüfte das Mindesthaltbarkeitsdatum der Lebensmittel. Außerdem führte sie ständig eine Plastiktüte mit sich, für den Fall, dass sie sich doch übergeben müsste. Die Patientin litt außerdem unter Alpträumen über das Erbrechen und unter täglichen Panikattacken. Ihre Angst konzentrierte sich auf das Essen und bestimmte Reize, wie z.B. Filme in welchen erbrochen wurde. Das Mädchen machte sich aber auch Sorgen um ihr starkes Untergewicht und wollte gerne zunehmen. Als die Patientin aber psychiatrisch behandelt worden war – es waren Escitalopram und Olanzapin eingesetzt worden um die Angst zu reduzieren – und ein normales Körpergewicht wiedererlangt hatte, begann sie, Anzeichen einer Magersucht zu entwickeln. In der Folge wurde eine kognitive Verhaltenstherapie begonnen mit dem Ziel, die Angst vor den schädlichen Keimen und der Kontamination sowie die Körperschemastörung zu behandeln. Ähnlich verlief die Behandlung eines weiteren Patienten in dem Bericht von Maertens et al. (2017). Ein zehnjähriger Junge erreichte nur 80% des idealen Körpergewichts und wurde dem Spezialzentrum für Essstörungen mit einer großen Angst vor dem Erbrechen vorgestellt. Auch er hatte diese Angst seit einer Gastroenteritis und gab an, es sei nicht sein Körpergewicht, weshalb er speziell essen würde. Allerdings prüfte er beim Essen stets den Fettgehalt, da ihm laut eigenen Angaben nach dem Genuss fetter Speisen übel wurde. Es wurde die Diagnose einer vermeidend/restriktiven Ess-Störung gestellt. Drei Jahre später kam der Patient in die Abteilung für Ess-Störungen, da er sehr ängstlich war und nicht zugenommen hatte. Er aß nur bestimmte Lebensmittel, aß sehr langsam, und achtete auch darauf, nicht zu viel zu essen, da er befürchtete, er müsste sonst erbrechen. Er war besorgt um seine Gesundheit und betrieb viel Sport. Er fürchtete sich auch vor Keimen, da diese Krankheiten verursachen und damit das gefürchtete Erbrechen hervorrufen könnten. Er fragte seine Mutter Abends wiederholt, ob er gesund war und bat sie, Fieber zu messen. Auch dieser Patient wurde medikamentös behandelt (Olanzapin und später Clomipramin); zusätzlich wurde auch eine kognitive Verhaltenstherapie in Bezug auf die Krankheitsangst und die besonderen Rituale begonnen. Diese Beispiele verdeutlichen, dass es in Kliniken mit Spezialisierung auf Essstörungen schnell dazu kommen kann, dass ein primärer Fokus auf den Gewichtsverlust gelegt wird. Es stellt sich die Frage, ob diese Kinder auch an Anorexie erkrankt wären, wenn sie gleich zu Beginn eine Verhaltenstherapie gegen die Angst vor dem Erbrechen erhalten hätten. Die Autoren räumen auch ein, dass die Studie eingeschränkt sei, da kein strukturiertes klinisches Interview mit den Patienten durchgeführt worden war. Vielleicht hätten Diagnose und Behandlung dann anders ausgesehen.

Etliche Therapiestudien zu Kindern und Jugendlichen (Bus, 2003; Manassis & Kalman, 1990; Moran & O'Brien, 2005; Okada et al., 2007) zeigen, dass die Entstehung der Emetophobie in diesem Alter wohl auf eine typische Art und Weise verläuft: Es gibt ein auslösendes Ereignis, die Interaktion mit den Eltern ist aufrechterhaltend und die Symptome ähneln jenen, die wir von Erwachsenen kennen sehr. Einzig das Untergewicht kommt bei Kindern sehr viel schneller als bei Erwachsenen zustande und kann so schnell zur Diagnose einer Essstörung führen. Ob diese angebracht ist, wenn die primäre Sorge der Kinder das Erbrechen ist, mag bezweifelt werden. Tatsächlich ist adäquate Behandlung bei Kindern erfolgreich, wenn sich die Therapie der Wahl – das ist die kognitive Verhaltenstherapie – auf die Angst vor dem Erbrechen und die Übelkeit konzentriert. Vielleicht hätte diese Therapie es den beiden Patienten in dem Bericht von Maertens et al. (2017) erspart, in der Folge noch eine weitere Diagnose (Anorexie) zu erhalten. Es lohnt sich also, die Emetophobie frühzeitig zu erkennen und sofort anzupacken.

6.5 Subjektive Theorien

Theorien und Modelle zu Störungen und deren Verursachungen werden z.B. in der Verhaltenstherapie auch wegen ihrer strukturierenden Wirkung als Instrument eingesetzt. Der Grund dafür ist, dass Menschen ein Leid leichter ertragen, wenn sie es sich erklären können. Darum fragten wir die Teilnehmer auch nach ihren eigenen Theorien zur Verursachung ihrer Störung. Diese Theorien mögen ausgedacht, durch Recherchen zusammengesucht, von anderen Personen übernommen o.ä. sein. Wir können den Wahrheitsgehalt also nicht überprüfen.

Etwa 80% der Befragten bestätigten, schon Theorien zur Verursachung ihrer Angst vor dem Erbrechen aufgestellt zu haben. Unter den frei formulierten Antworten fanden sich zu je gut einem Drittel körperliche Ursachen und psychische Ursachen, und etwa ein Zehntel sah den Auslöser als Ursache. Weiters wurde auch die Angst vor dem Kontrollverlust beschrieben, vereinzelt wurden andere psychische Störungen, Kindheitstraumata und sexueller Missbrauch berichtet.

Sehr wenige der Befragten vermuteten körperliche und psychische Ursachen in Kombination.

Die unterschiedlichen Therapieformen messen der Entstehung und auch den persönlichen Theorien ein unterschiedliches Ausmaß an Bedeutung zu. Das leitet nun auch zum nächsten, sehr wichtigen Kapitel über.

7 Therapie der Emetophobie

Es gibt unterschiedliche Aussagen zur Behandelbarkeit der Emetophobie. Es gibt wiederholt die Aussage in der Literatur, dass Emetophobie im Gegensatz zu anderen spezifischen Phobien sehr schwer zu behandeln sei (Veale, 2009; de Jongh, 2012). Da ich keine Therapeutin bin, kann ich nicht aus eigener Erfahrung sprechen, sondern muss mich auf Publikationen und Erfahrungsberichte – auch von Lesern der früheren Ausgaben dieses Buches – stützen. Und zu Ihrer Beruhigung möchte ich gleich zu Beginn dieses Kapitels feststellen: Es scheint so, als wäre die Emetophobie gut behandelbar. Auch wenn Sie keinen Therapeuten finden, der bereits Erfahrungen mit Emetophobie hat, so können Sie mit Ihrem Therapeuten unter Berücksichtigung einiger Richtlinien zu einer erfolgreichen Behandlung gelangen. Und ich nehme gleich noch mehr vorweg: Die besten Erfolge erzielt die kognitive Verhaltenstherapie, und am ehesten, wenn sie wirklich an der primären Angst, nämlich der Angst vor dem Erbrechen, ansetzt.

Es ist leider so, dass die Regularien für die Ausbildungen und auch die Gesetzgebung zur Therapie, also „Wer darf was wie behandeln und wer bezahlt dafür?", zwischen den Ländern stark variieren. Allein im Deutschen Sprachraum gibt es hier starke Unterschiede, so gibt es z.B. das Heilpraktikergesetz in Deutschland, in Österreich aber nicht. In Österreich kann aber z.B. ein Neurologe Therapie anbieten, auch wenn er keine psychotherapeutische Ausbildung im engeren Sinne genossen hat, ein Gynäkologe aber nicht, außer er hat die volle Ausbildung zum Psychotherapeuten. In Deutschland hingegen darf jeder Arzt Psychotherapie anbieten, unabhängig davon ob er eine entsprechende Weiterbildung hat oder nicht. Ob diese Leistung dann wiederum von der Kasse übernommen wird, hängt von der Krankenkasse ab; hier ist wiederum der „Dschungel" in Deutschland deutlich dichter als in Österreich, wo es nur eine gesetzliche Krankenkasse für alle Angestellten sowie eine andere Krankenkasse für Selbstständige gibt, wenn man von den privat zu bezahlenden Zusatzversicherungen absieht. Und nicht zuletzt gibt es sehr oft Therapeuten mit dualer Ausbildung. Gerade die Therapieausbildung wird sehr häufig an die medizinische Ausbildung zum Psychiater oder die psychologische Ausbildung drangehängt.

So groß die Unterschiede zwischen den Ländern sein mögen, eines haben Sie gemeinsam: Die Gesundheitssysteme setzen die Berufsgruppen unter Druck. Ärzte müssen ihre Patienten im Akkord abfertigen und das wichtige, ärztliche Gespräch bleibt auf der Strecke. Psychologen und Psychotherapeuten müssen sich an den von den Krankenkassen vorgegebenen Anzahlen der Therapiesitzungen orientieren, da der Patient die Kosten sonst selbst oder über eine Zusatzversicherung finanzieren muss.

Generell kann ich eigentlich nur festhalten: Medikamente verschreibt nur ein Arzt, Therapie können Sie sich von sehr vielen, höchst verschiedenen Anbietern holen. Aber welcher ist nun der richtige?

Aufgrund der großen Unterschiede zwischen den Ländern, und aufgrund der Tatsache dass sich die Gesetzgebung ständig ändert, kann ich hier keinen Vergleich zwischen den Systemen oder eindeutige Empfehlungen abgeben, die für das eine oder andere Land gelten. Ich empfehle hierzu generell, sich bei der zuständigen Krankenversicherung oder den Fachverbänden vor Ort zu informieren. Sehr gute Quellen über den aktuellen Stand der Therapieausbildungen und Richtlinien zum Thema „Wer darf was?" sind hier die Berufsverbände Deutscher Psychologinnen und Psychologen, der Berufsverband Österreichischer PsychologInnen und die Föderation der Schweizer Psychologinnen und Psychologen.

In diesem Kapitel werden einige wichtige Begriffe bzw. Therapieformen aufgegriffen, die Ihnen begegnen könnten. Weiters finden Sie auch hier wieder den Versuch, die wissenschaftliche Evidenz für diese Ansätze zusammenzutragen. Dementsprechend finden sich über die Literaturangaben weitere Hinweise für Unterlagen, welche die Themen noch vertiefen. Eine sehr wichtige Quelle ist Cochrane, eine Datenbank von systematischen Übersichtsarbeiten zu gesundheitlichen Themen (Therapien, Diagnosestellungen, und Gesundheitspolitik). Cochrane gilt als der international höchste Standard für evidenzbasierte Gesundheitsversorgung. So eine Übersichtsarbeit widmet sich klaren Fragestellungen und trägt systematisch alle verfügbare Evidenz zur Beantwortung der Fragestellungen zusammen. Die Evidenz wird bewertet und aufgrund der Bewertung eine Zusammenschau (qualitativ oder quantitativ) erstellt, die es erlaubt, eine klare Antwort auf die Frage zu finden – oder aber zu schließen, dass es noch nicht ausreichend Informationen zur Beantwortung gibt.

Zur Emetophobie gibt es hauptsächlich Fallstudien. Fallstudien sind Berichte, die jemand (meist der Behandelnde) über eine betroffene Person und den Therapieverlauf schreibt. Das liest sich sehr interessant und wenn es noch keine anderen Studien gibt, ist es besser als nichts, wenn man anhand einer Fallstudie nachvollziehen kann, dass ein anderer Therapeut mit einer Methode schon Erfolg hatte. Aber es ist eben auch nur *besser als nichts*. Um zu untermauern, dass eine Methode wirkt, muss eine ganze Gruppe von Personen untersucht werden, ein Teil davon mit der Methode (Experimentalgruppe), ein anderer Teil nicht (Warteliste, bekommt die Therapie später) oder mit einer anderen Methode (Kontrollgruppe). Dann können die Ergebnisse der beiden Gruppen miteinander verglichen werden. Das klingt auf den ersten Blick einfach, ist es aber nicht. Die behandelten Personen der Kontrollgruppe sollten idealerweise nicht wissen, dass sie anders behandelt werden, als die Experimen talgruppe (Verblindung), was bei einer Warteliste nicht möglich ist. Ich merke als Betroffener, ob ich behandelt werde oder nicht. Wenn ein Betroffener eine Therapie beginnt, setzt er bestimmte Hoffnungen hinein, und wird alleine aufgrund dieser positiven Hoffnungen eine größere Chance auf Erfolg haben als jemand, der einfach nur auf die Therapie wartet. Die Verblindung klappt vielleicht für die Betroffenen, wenn ich ihnen eine Therapie anbiete und sie im Unklaren darüber lasse, welche die bessere Therapie ist. Allerdings sollte man eigentlich auch den Therapeuten verblinden, denn die Erwartungshaltung des Therapeuten hat auch einen Einfluss auf den Erfolg der Therapie. Das funktioniert in klassischen Medikamentenstudien sehr gut. In diesen Studien erhält der Arzt zwei Varianten von Tabletten, die haargenau gleich aussehen, jedoch in einer Variante keinen Wirkstoff enthalten. Er weiß dabei nicht, welche die wirksame Variante ist, und welche das inhaltslose Placebo. Bei Psychotherapie gibt es nichts Vergleichbares. Der Therapeut weiß, was er tut. Daher ist es ungemein schwieriger, belastbare Evidenz für Psychotherapie zusammenzutragen als für pharmakologische Behandlungen. Das heißt nicht, dass Psychotherapie weniger wirksam ist, es ist nur aus wissenschaftlicher Sicht schwieriger, diese Wirksamkeit zu untermauern.

7.1 Psychotherapie

Die Psychotherapie kann als großer Marktplatz beschrieben werden, auf dem die Besitzer der Marktstände mehr oder weniger laut Waren anbieten. Die Psychotherapie ließ sich früher grob in einige wichtige Schulen unterteilen, das gilt heute weitgehend als überholt – Überreste dieser Unterteilung finden sich aber noch immer. Schulen bilden therapeutische Ansätze mit eigenen Theorien zu den einzelnen Störungsbildern und den Behandlungsmöglichkeiten. Die einfachste Sichtweise wäre es, die Behandlungsmethode nach logischen Aussagen zu finden, etwa: „Wenn der Patient an einer Emetophobie leidet, dann behandle ihn mit Expositionstherapie". Die Realität ist aber eine andere: In Wirklichkeit setzt sich eine Therapie aus mehreren Bausteinen zusammen, die entsprechend der Diagnose und entsprechend der Bedürfnisse und Wünsche des Klienten angewandt werden. Dementsprechend ist es sehr schwierig, groß angelegte Studien zu finden, die nach wissenschaftlichen Kriterien bewertbar und überprüfbar sind. Bemerkenswert ist, dass sich trotzdem einige Ergebnisse herauskristallisiert haben, obwohl ein entsprechender Cochrane-Eintrag noch aussteht: Der Begriff Emetophobia oder Vomit Phobia kommt in der Datenbank noch nicht vor

Ohne nun näher auf das Konzept der Schulen oder die Richtlinien der bezahlten Therapien einzugehen, kann vorab zusammengefasst werden, dass die kognitive Verhaltenstherapie beim aktuellen Forschungsstand am besten abschneidet, d.h. sie kann die meisten Studien vorweisen, und die meisten Studien berichten von positiven Therapieergebnissen. Das kann daran liegen, dass es wirklich die beste Therapie ist, oder auch daran, dass es nur die am besten untersuchte Therapie ist. Es gibt außerdem nur einzelne Studien und keine auf die Emetophobie zugeschnittene Übersichtsarbeit von Cochrane. Da es aber sehr wohl ausreichend Evidenz zu anderen psychischen Störungen und die Wirksamkeit der kognitiven Verhaltenstherapie gibt, ist es plausibel, dass bei penibler Forschung auch für die Emetophobie eine eindeutige Empfehlung ausgesprochen werden könnte.

Vielleicht werden Sie jetzt Fragen stellen wie: Was ist mit Hypnose? Was ist mit Psychoanalyse? Mein Therapeut hat mir Gesprächstherapie angeboten, was ist damit? – Es ist sinnvoll, sich über das Angebot zu informieren und gerade bei der Wahl eines Therapeuten darauf zu achten, sich gut mit diesem verstehen. Dabei ist ausschlaggebend, dass Sie eine Vertrauensbeziehung zu diesem Therapeuten aufbauen können. Um zumindest ein paar der auftretenden Fragen zu beantworten, werden in der Folge einige Begriffe erläutert, die bei der Wahl einer Therapie relevant sein können, sei es als Therapieform, oder als Komponente einer Therapie, die von Therapeuten verwendet und vertreten werden kann, allein oder in Kombination mit anderen Komponenten. Die Grenzen zwischen den einst so streng getrennten therapeutischen Schulen sind sehr aufgeweicht worden. Die modernen Therapeuten kombinieren die effektivsten Techniken verschiedener Schulen, z.B. in der kognitiven Verhaltenstherapie, oder in der unterstützenden Psychotherapie, welche sich auch der besten Techniken der Psychoanalyse bedient. Gerade wenn man sich die Stärken und Schwächen der einzelnen Therapierichtungen vor Augen hält, scheint diese Bewegung dem Wohl der Hilfesuchenden sehr entgegenzukommen. Es könnte eines Tages die ideale Therapie für Emetophobie vielleicht so aussehen: Die kognitive Verhaltenstherapie wird eingesetzt wie das Cortison, um das Symptom (die Angst) schnell aus der Welt zu schaffen. Parallel dazu wird ein klientenzentrierter Ansatz, Psychoanalyse oder Gesprächstherapie verwendet, um die Persönlichkeitsentwicklung in Gang zu bringen, sodass gewissermaßen eine Rückfallprävention auch an der vermutlichen Wurzel des Problems ansetzen kann.

7.1.1 Einzel- oder Gruppentherapie?

Im Prinzip sind alle Therapien im Einzelsetting oder in der Gruppe möglich. Psychotherapiezentren bieten oft eine Kombination der beiden Varianten an, also generelle Schulungen von Verhalten und Wahrnehmung in der Gruppe, Details werden dann im Einzelsetting geklärt. Das heißt, dass die Gruppe nicht unbedingt allein aus Patienten mit Emetophobie bestehen muss, ja sie muss nicht einmal allein aus Personen mit Angststörungen bestehen. Oft ist es sogar zweckdienlich, verschiedene Störungen zu mischen, da z.B. eine Gruppentherapie mit Personen mit Depression sehr schwierig ist. In der Gruppe finden sich viele Vorteile, nicht nur finanzieller Art: Sie können in der Gruppe mehr lernen als im Einzelgespräch mit dem Therapeuten, da es in der Gruppe noch andere Wirkfaktoren gibt (Fiedler, 2005). Einzelsitzungen erscheinen Ihnen demgegenüber vielleicht angenehmer, da Sie sich nicht vor der Gruppe *bloß stellen* müssten. Genau dieses *Sich-bloß-stellen* ist aber einer der Wirkfaktoren, da die positive Erfahrung des Austausches in der Gruppe ein korrigierendes Erlebnis sein kann. Dies gilt vor allem für Betroffene, die wegen ihrer Krankheit vereinsamt sind, zurückgezogen leben und Freunde verloren haben. Sie lernen so noch mehr über sich, da sie sich einzeln in der Einzeltherapie und in der Gruppe auf verschiedene Weisen neu kennen lernen. Die Gruppentherapie als zweite Phase der Therapie, nach einer mehr oder weniger ausgiebigen Einzeltherapie ist auch eine ökonomische Variante der Langzeitbehandlung. Persönliches Wachstum stellt einen wesentlichen Teil der Heilung dar. Es vollzieht sich nicht innerhalb weniger Monate, sondern dauert Jahre. Das kann bedeuten, dass Sie nach einigen wenigen Monaten der Therapie im Einzelsetting (evt. mit ein paar Gruppensitzungen dazu) dann für die Langzeit-Rückfallprävention einmal monatlich noch für Jahre eine Gruppe besuchen. Das soll die Übertragung des Erlernten von der Therapie in den Alltag erleichtern sowie die positiven Ergebnisse der Therapie aufrechterhalten.

Es gibt eine Studie aus Schweden (Uppsala), welche die Ergebnisse einer Gruppentherapie bei Emetophobie berichtet. Ahlen, Edberg, Di Schiena und Bergström (2014) berichten von 23 Personen mit Emetophobie, welche in drei Gruppen mit kognitiver Verhaltenstherapie behandelt wurden. Die Teilnehmer wurden fünf Wochen vor Beginn der Behandlung, vor der ersten und nach der letzten Behandlung sowie drei Monate nach Beendigung der Therapie untersucht. Zwar war die Studie nicht kontrolliert oder verblindet, doch es ist doch ein eindrückliches Beispiel das zeigt, dass Emetophobie auch in Gruppen erfolgreich behandelt werden kann. Etwa die Hälfte der behandelten Personen zeigte eine bedeutsame Verbesserung nach der Behandlung, und zwei Drittel zeigte diesen Effekt auch noch drei Monate nach Beendigung der Therapie. Für solche gruppentherapeutische Ansätze ist es nicht notwendig, dass alle Mitglieder der Gruppe an derselben Störung leiden. Bei gemischten Gruppen könnten transdiagnostische Ansätze sinnvoll sein, da die Bereiche, in denen sich die verschiedenen vertretenen Störungen überschneiden, gemeinsam angegangen werden (Paulus & Norton, 2016).

7.1.2 Empowerment

Eine wichtige Voraussetzung für die moderne Therapie ist das Prinzip des Empowerments. Früher sprach man auch eher von Patienten, heute von Klienten. Der Klient wird aktiv in die Therapie mit einbezogen. Er wird nicht bevormundet, sondern als mündiger Klient behandelt. Der Hilfesuchende trifft selbstverantwortlich und selbstbestimmt Entscheidungen. Der Klient wird informiert und wählt, basierend auf diesen Informationen, die Art und Weise der Therapie aus. Der Therapeut besitzt dabei eine beratende und ausführende Funktion. Die Selbstständigkeit, welche viele Betroffene im Spezialfall der Emetophobie verloren haben, kann durch diese Haltung gestärkt bzw. wieder hergestellt werden kann. Außerdem erlebt der Klient somit auch, dass sein eigenes Tun und Entscheiden wirksam ist, was sich positiv auf das Selbstwertgefühl auswirkt.

7.1.3 Psychoanalyse

Psychoanalyse ist nicht gleich Psychotherapie, sie ist nur eine Form davon, wohl eine der ältesten und berühmtesten. Unter Psychoanalyse stellt man sich ein bequemes Sofa und einen Therapeuten vor, der den Klienten gegebenenfalls hypnotisiert oder seine Träume analysiert. Heute sieht Psychoanalyse zumeist etwas anders aus. Sie wurde seit ihrer Entstehung in verschiedenen Schulen weiterentwickelt, und laufend den verschiedenen gesellschaftlichen Entwicklungen angepasst. So gibt es heute neben der von Freud begründeten psychotherapeutischen Behandlungsform, der Psychoanalyse, verschiedene weitere tiefenpsychologisch fundierte Psychotherapieformen.

Ihnen allen gemeinsam ist ein lebensgeschichtlicher Ansatz. Störungen werden als Produkt aus Geschehnissen und Umständen der Vergangenheit gesehen. Gemäß dem bio-psycho-sozialen Modell wäre sie also stark an einer sozialen Ursachenanalyse orientiert. In der therapeutischen Beziehung werden unbewusste Konflikte und Störungen der Persönlichkeitsentwicklung bearbeitet. In frühen Formen der Psychoanalyse wurden Störungen auf nicht abgeschlossene frühe Entwicklungsphasen zurückgeführt. Auch wenn Sigmund Freuds Theorien viel Kritik erhalten haben, so hat er doch viele wichtige und richtige Dinge gesagt, allen voran der Verdienst an unseren Kindern: Der Augenmerk der Therapeuten wurde auf die Kindheit gelenkt. Zuvor wurde die Kindheit ignoriert, da man davon ausging, der kleine, also unfertige Mensch bekäme nichts mit und es wäre somit egal, wie man Kinder behandelt. Infolgedessen wäre es auch egal, wie man Kinder erzieht. Freud war einer der ersten einer langen Reihe von Entwicklungspsychologen, denen wir den Umstand verdanken, dass wir heute bei der Erziehung von Beginn an nachdenken, da wir wissen, dass grobe Fehler nicht ohne Folgen bleiben.

Ein besonderer Augenmerk bei der Psychoanalyse liegt auf dem Unbewussten, das in vielerlei Hinsicht zu Tage tritt und bewusst gemacht werden kann – was ja letztlich das Ziel der Therapie ist

(Neukorn, Grimmer, & Merk, 2005). Dies geschieht etwa, indem der Klient aufgefordert wird, frei zu assoziieren. Dabei erzählt der Klient, was ihm gerade einfällt, wobei er sogar ermutigt wird, Gedankensprünge zuzulassen. Fallweise werden auch Träume interpretiert. Allerdings ist die klassische psychoanalytische Traumdeutung in den meisten Fällen überzogen. Was heute bestenfalls aus Träumen herausgelesen wird, ist eine gewisse Grundstimmung. Ist ein Traum Angst besetzt, so wird der Klient aufgefordert, diese Angst näher zu beschreiben. Die Ursache der Angst, also wovor der Klient im Traum Angst hat, wird abstrahiert, so dass im realen Leben vielleicht eine Analogie gefunden werden kann. Stellen Sie sich z.B. einen Traum vor, in dem Sie in großer Eile zum Bahnhof laufen und fürchten, sie könnten den Zug verpassen. Auf dem Weg dorthin werden sie immer wieder aufgehalten und die Befürchtung wird immer beklemmender, weil es doch so wichtig ist, den Zug zu erwischen. In einer anderen Nacht träumt Ihnen etwas Ähnliches mit einem Flugzeug, oder einem Bus, einem Termin etc. Man könnte nun interpretieren, dass Sie auch im realen Leben befürchten, etwas Wichtiges zu verpassen, oder ständig einen Druck haben, zu Terminen zu hetzen. Daran kann dann der Therapeut ein Gespräch ansetzen und mit ihnen arbeiten – also ob diese Befürchtung gerechtfertigt ist, woher sie kommt etc. Dieses Verfahren bietet also Gelegenheit zur Beziehungsarbeit.

Die therapeutische Beziehung ist in jeder Therapie wichtig, vielleicht sogar die wichtigste Komponente (Martin et al., 2000) und bei der Psychoanalyse hat sie eine besondere Funktion. Im Zusammenhang mit der Bewusstmachung unbewusster Inhalte wendet die Psychoanalyse die Theorie der Übertragung und Gegenübertragung an. Der Klient baut zum Therapeuten unbewusst eine Beziehung auf, die durch die Übertragung von Erwartungen und Haltungen aus einer früheren Beziehung dieser früheren Beziehung ähnlich ist. Die emotionale Reaktion des Therapeuten auf diese Beziehungsübertragung ist die Gegenübertragung. Der Therapeut analysiert diese Übertragungssituation und kommt auf diesem Wege zum Verständnis der Gefühlswelt des Patienten und wie diese mit den früheren Beziehungserfahrungen zusammenhängt.

Des Weiteren ist bei der Psychoanalyse die Bearbeitung von Widerständen ein zentrales Thema. Die Psychoanalyse deckt solche Widerstände gegen den Fortschritt der Therapie auf. Sie sieht das Symptom des Patienten als eine für ihn zunächst einfachste Bewältigungsform – jede Veränderung würde ihn also aus dem Gleichgewicht bringen (Neukorn, Grimmer, & Merk, 2005).

Als mögliche Wirkfaktoren psychoanalytischer Therapie wurden die Beziehung zum Therapeuten, die positive Therapieerwartung, die Glaubwürdigkeit des Therapeuten und seine eigene Überzeugung von der Wirksamkeit des Verfahrens belegt (Neukorn, Grimmer, & Merk, 2005). Diese Liste von Wirkfaktoren bezieht sich also hauptsächlich auf die Qualitäten des Therapeuten.

Hilft Psychoanalyse? Was sagt die Wissenschaft? Auch wenn es fallweise erfolgreiche Therapien mit psychoanalytischen Methoden gibt, so kann eine generelle Wirksamkeit der Psychoanalyse beim speziellen Fall der Emetophobie bislang nicht belegt werden. Die Wirksamkeitsstudien und die dazugehörigen Ergebnisse sind in dieser Hinsicht nicht ausreichend vorhanden. Es gibt einen rezenten Cochrane Review (Pompoli et al., 2016), der die Wirksamkeit verschiedener Psychotherapieformen bei Panikstörung mit und ohne Agoraphobie untersucht und zu dem Schluss kommt, dass die kognitive Verhaltenstherapie, die psychodynamische Therapie und die unterstützende Psychotherapie (eine Mischung aus kognitiver Verhaltenstherapie, psychodynamischer und interpersonaler Therapie) gegenüber anderen Psychotherapieformen klar im Vorteil sind. Die psychodynamische Therapie zeichnete sich darüber hinaus dadurch aus, dass sie besonders gut angenommen wurde, sodass besonders wenige Patienten die Therapie vorzeitig abbrachen. Leider gibt es derartige Analysen zur Emetophobie aufgrund der geringen Anzahl einschlägiger Studien noch nicht.

„Aber was ist jetzt mit Hypnose?", werden Sie mich jetzt vielleicht fragen. Bevor wir diese Behandlungsform diskutieren, müssen wir uns darauf einigen, was Hypnose ist. Wenn Sie davon ausgehen, Hypnose wäre die Übernahme der Kontrolle des Therapeuten über den Klienten, indem er ein Pendel vor dessen Augen hin und her schwingt, bis dieser willenlos in einen schlafartigen Zustand hinübergleitet, an welchen er sich anschließend nicht erinnern kann und in welchem der Therapeut Zugang zu unbewussten Inhalten erlangt, dann dürfte es sich hierbei um eine klischeehafte Auffassung von Hypnose handeln. Meiner Ansicht nach gibt es so etwas nur im Film – da ist es auch höchst amüsant (z.B. „Im Bann des Jade Skorpions", von Woody Allen). Wenn wir uns darauf einigen, dass Hypnose eine Form der Entspannung ist, in der die Aufmerksamkeit auf ganz bestimmte Inhalte ausgerichtet wird, können wir weiter darüber sprechen.

Es gibt eine knappe Handvoll an Veröffentlichungen, welche belegen, dass bei der Emetophobie mit Hypnose gute Ergebnisse erzielt werden können (Ritow, 1979, McKenzie, 1994). Bemerkenswert ist die Arbeit von Wijesinghe (1974), in welcher Hypnose angewandt wurde, um eine sehr lebhafte Vorstellung der vermiedenen Situation zu erzeugen. Die Suggestion deutete der 24 Jahre alten Probandin/Patientin an, sie solle sich vorstellen, sie sei in der U-Bahn in einem überfüllten Wagon. Es sei sehr heiß, als der Zug plötzlich anhielt. Diese Vorstellung erzeugte das übliche Herzklopfen, Händezittern usw. und schließlich das Erbrechen in dieser Situation ohne Fluchtmöglichkeit. Der Autor gab zu, dass es vier Versuche brauchte, bis die Patientin im Stande war, diese suggerierte Situation lebhaft vor den Augen zu haben. Beim dritten Versuch wurden besondere Entspannungstechniken und Augenfixationstechniken angewandt, die den hypnotischen „Trance"-Zustand erzeugen sollten. In diesem besonderen Zustand wurde diese lebhafte Vorstellung erneut erzeugt, was in der Folge zur vollständigen Heilung führte. Auch nach einem Jahr war die Patientin noch immer frei von der vorher so präsenten Angst vor dem Erbrechen.

Zwar handelt dieses Beispiel von der Hypnose, die klassisch eher der Psychoanalyse zugerechnet wird. Allerdings ähnelt die Technik eher der Expositionstherapie die in der Verhaltenstherapie anzusiedeln ist. Die Konfrontation mit dem gefürchteten Erlebnis (wenn auch nur gedanklich) hatte eine Desensibilisierung zum Ziel. Es gibt auch ein Beispiel einer Patientin mit Emetophobie, bei der Hypnose nicht angeschlagen hat (Maack, Deacon & Zhao, 2013). Es ist daher auch möglich, dass Hypnose alleine, ohne die Kombination mit anderen therapeutischen Maßnahmen, keine effektive Therapie darstellt.

Zusammenfassend lässt sich festhalten, dass es in der psychoanalytisch ausgerichteten Therapie zwar Einzelfallstudien, aber noch keine wissenschaftlich aussagekräftigen Belege für die Wirksamkeit von Hypnose bei Emetophobie gibt.

7.1.4 Verhaltenstherapie

Die Verhaltenstherapie ist die wahrscheinlich wichtigste Form der Therapie, die in diesem Buch vorgestellt wird. Da hierfür die Evidenz am größten ist, geraten die nachfolgenden Ausführungen etwas lang. Damit Sie beim Lesen trotzdem den Überblick behalten, wird vorausgeschickt, dass wir uns zunächst der wissenschaftlichen Grundlage und den Argumenten für die Verhaltenstherapie widmen, bevor wir einige Aspekte und Techniken genauer betrachten. Ich muss aber zum Verständnis vorausschicken, dass es die ursprüngliche Verhaltenstherapie als alleinige Therapie kaum mehr gibt, sondern dass fast ausschließlich nur noch die kognitive Verhaltenstherapie angewendet wird.

Es gibt zahlreiche Studien zur Verhaltenstherapie, die diese Therapieform auf eine solide *wissenschaftliche Basis* stellen. Eine Meta-Analyse aus dem Jahr 2008 untersuchte die Wirksamkeit von verschiedenen Therapieansätzen bei der spezifischen Phobie (Wolitzky-Taylor et al., 2008). Eine Meta-Analyse ist eine Studie, welche andere Studien analysiert. Zwar war die Emetophobie nicht direkt Gegenstand dieser Meta-Analyse, aber die Studie kam zu dem Schluss, dass die Wirksamkeit der In-vivo-Exposition mit den meisten Studien untermauert ist. Wir können also annehmen, dass auch bei der Emetophobie die bereits vorher erwähnte Expositionstherapie das Mittel der Wahl ist, was auch durch Fallberichte nahegelegt wird. Die Anwendung von Verhaltenstherapie oder kognitiver Verhaltenstherapie bei Emetophobie scheint – zumindest im Hinblick auf die Anzahl der Publikationen – in der Überzahl zu sein (McFayden & Wyness, 1983; Lesage & Lamontagne, 1985, Philips, 1985; King, 1990; Herman et al., 1993; Moran & O'Brien, 2005; Rink, 2006; Hunter & Antony, 2009, Maack, Deacon & Zhao, 2013, Ahlen, Edberg, Di Schiena & Bergström, 2014). Meistens beinhalten diese Berichte eine Form von Exposition. Die Überzahl der positiven Berichte mag daran liegen, dass es in der Wissenschaft leider auch eine sogenannte Publikations-Verzerrung gibt. Das heißt, dass Wissenschaftler eher nur erfolgreiche Studien veröffentlichen – in diesem Sinne: Berichte von Betroffenen, bei welchen die Therapie geholfen hat. Es kann also sein, dass der Überhang an positiven Berichten zur Verhaltenstherapie daran liegt, dass zwar gleichermaßen andere Therapien verwendet wurden, diese aber nicht zum Erfolg geführt haben, oder dass einfach generell mehr Verhaltenstherapie angewandt wird. In jedem Fall muss man leider sagen, dass diese – wenn auch zahlenmäßig vielleicht beeindruckenden Veröffentlichungen – leider keine ausreichende wissenschaftliche Evidenz darstellen. Es handelt sich nur um Fallstudien. Das ist also eigentlich nur eine Anekdote aus der Praxis.

Allerdings gibt es aus dem Jahr 2016 von Riddle-Walker et al. eine kleine Studie, die zumindest vom Design her sehr vertrauenswürdig ist, wenn auch die Stichprobe eher klein gehalten war. Eine randomisierte, kontrollierte Studie unterteilt eine Stichprobe von Patienten in zwei Gruppen. Kontrolliert ist die Studie, da es eine Experimental- und eine Kontrollgruppe gibt. Die Experimentalgruppe erhält die Therapie, deren Wirksamkeit untersucht werden soll, die Kontrollgruppe bekommt eine andere Therapie oder keine Therapie – das heißt, diese zweite Gruppe wird im Regelfall etwas später behandelt, da eine gänzliche Verweigerung der Behandlung ethisch nicht vertretbar wäre. Dieses Warten auf eine spätere Therapie ist auch namensgebend für diese „Wartelisten"-Gruppe. Weiters ist diese neue Studie aus 2016 randomisiert, d.h. dass die Patienten zu den beiden Gruppen zufällig zugeteilt wurden – wäre das nicht der Fall könnten die Forscher die leichteren Fälle in die Experimentalgruppe einteilen und die schwereren Fälle in die Kontrollgruppe.

Dann könnte das Ergebnis höchstwahrscheinlich lauten, dass die Therapie sehr gut wirkt, aber in Wahrheit lag das an der ungerechten Gruppeneinteilung. Die Studie von Riddle-Walker et al. (2016) erfüllte also diese beiden Studiendesignkriterien und ist somit die bislang aussagekräftigste Therapiestudie bei Emetophobie. In der Studie wurden 24 Personen mit Emetophobie in zwölf Sitzungen mit kognitiver Verhaltenstherapie behandelt, wobei die Hälfte der Stichprobe in der Wartegruppe war. Die Therapie war deutlich besser als die Warteliste. Sechs Personen aus der Experimentalgruppe, also jene, die die Therapie erhielt, zeigten eine klinisch bedeutsame Verbesserung und acht zeigten eine anhaltende Verbesserung. Hingegen zeigten nur zwei Personen aus der Warteliste während der Wartezeit klinisch bedeutsame und anhaltende Verbesserung. Wenn es Ihnen, liebe Leser, so geht wie mir, dann wundern Sie sich jetzt warum die Therapie nicht allen geholfen hat und warum zwei von zwölf unbehandelten Patienten auch eine Besserung erlebten, obwohl nichts mit ihnen gemacht wurde. Das darf uns tatsächlich wundern und auch nachdenklich stimmen – denn wenn man nur die zahlreichen Fallberichte erfolgreicher Behandlungen von Personen mit Emetophobie durch kognitive Verhaltenstherapie betrachtet, so bekommt man leicht den Eindruck, dass diese wunderbare Therapie immer hilft. Tatsächlich ist das aber nicht so, aber die Fehlschläge in der Therapie werden eben äußerst selten berichtet (z.B. Rink, 2006). Gerade deshalb ist diese randomisierte, kontrollierte Studie so wertvoll, weil sie uns die Möglichkeiten und Grenzen der Verhaltenstherapie aufzeigt. Außerdem soll uns diese Studie auch vor Augen führen, dass es auch Spontanheilungen gibt, d.h. dass Symptome auch von selbst besser werden – bei zwei von zwölf Personen ist das ein beträchtlicher Anteil. Diese Spontanheilungen können in Fallberichten nicht berücksichtigt werden, sodass man letzten Endes aufgrund von Fallberichten nicht wirklich sagen kann: War es die Therapie, die geholfen hat, oder etwas anderes? Freilich ist es sehr viel plausibler, egal welcher Therapie die Wirkung zuzuschreiben als dem Zufall.

Nichtsdestotrotz zeigt die Studie von Riddle-Walker et al. (2016), dass die kognitive Verhaltenstherapie deutlich besser wirkt als der Zufall, sodass es empfehlenswert ist, sich an dieser Therapieform zu orientieren. Ob diese besser wirkt als eine andere Therapie, etwa Gesprächstherapie, kann aufgrund dieser Studie nicht beurteilt werden.

In der Praxis bestehen Verhaltenstherapien oft aus vielen *Bausteinen*, insbesondere in verhaltenstherapeutischen Zentren und Kliniken. Dort bekommen die Klienten einen prall gefüllten Stundenplan, der zum Beispiel Sitzungen für das Training sozialer Kompetenz, Kommunikationsseminare, Selbstbewusstseinstraining, Selbstwertgefühlserfahrung, Bewältigungstraining oder Entspannungssitzungen beinhaltet. Aber auch im verhaltenstherapeutischen Einzelsetting können wir von Bausteinen oder Techniken sprechen, von denen wir gleich einige unter die Lupe nehmen möchten.

Zuvor möchte ich noch festhalten, dass die Verhaltenstherapie nach Handbüchern arbeitet. Diese stellen nach Erkenntnissen der Therapieforschung die am besten geeigneten Methoden dar. Sie stellen auch sicher, dass verschiedene Therapeuten vergleichbare Methoden anbieten. In diesen Handbüchern finden sich Modelle, welche die Entstehung, den Verlauf und die Heilung einer bestimmten psychischen Störung veranschaulichen und erklären. Aus den Modellen lässt sich auch das Mittel der Wahl ableiten, das z.B. bei einem ausgeprägtem Vermeiden und der dadurch aufrechterhaltenen Angst eine Expositionstherapie sein könnte. Wenn Sie als Behandelter sich nun vielleicht in ein Schema gepresst fühlen, weil Sie denken, dass ihr Einzelfall doch nicht so viel mit dieser Schablone im Handbuch zu tun hat, möchte ich Ihnen folgendes zu bedenken geben: Der Therapeut wird sicher auch auf die Besonderheiten Ihres Falles eingehen – das Manual hilft ihm aber eine Struktur beizubehalten, die erstens bei vielen anderen Personen besonders wirksam war und zweitens hilft diese Struktur, den roten Faden nicht zu verlieren und dem Therapieziel in einer vertretbaren Zeitspanne näher zu kommen.

Das Behandlungsmodell der Verhaltenstherapie stützt sich zunächst auf unangenehme Erinnerungen an Ereignisse oder Situationen im Zusammenhang mit dem Erbrechen. Diese Erinnerungen werden mit Angst besetzt. Dadurch tritt die Angst auch auf, wenn diese Situationen und Ereignisse in der Gegenwart auch nur ansatzweise am Horizont des Geschehens auftreten. Die Folge sind die zahlreichen Vermeidungsstrategien und die gedankliche Beschäftigung mit dem gefürchteten Ereignis und die damit verbundene „Aufwärtsspirale", also eine ungewollte Steigerung der Häufigkeit dieser Gedanken (Veale, 2009). An diese Erinnerungen anknüpfend fordert Veale (2009), dass der Therapeut zunächst die Entstehungsgeschichte der Angst mit dem Klienten erarbeiten soll. Das heißt zunächst, a) wann in der Vergangenheit erbrochen wurde, b) wann extreme Angst aufgetreten ist in Verbindung mit dem Gefühl, erbrechen zu müssen, und c) wann das Erbrechen anderer miterlebt worden war. Das Alter des Klienten und das Ausmaß an Angst für jedes der berichteten Erlebnisse sollte dokumentiert werden. Um dieses Ausmaß besser charakterisieren zu können, kann auch das Wiedererleben in der Vorstellung gefördert werden, z.B. mit geschlossenen Augen und der Beschreibung der Situation in der Ich-Form und Gegenwart, so als ob sich der Betroffene gerade dort befände. In diesem Prozess werden auch evt. Zusammenhänge mit anderen Erlebnissen geklärt, etwa: „Was führte zum Erbrechen – war es etwa ein ekelerregender Reiz? Welcher Aspekt des Erbrechens macht es so unerträglich?"

Als Nächstes ist die Analyse des Vermeideverhaltens und diverser Absicherungen wichtig (Veale, 2009). Mit Absicherungen sind die zwanghaften Komponenten gemeint, also das Kontrollieren der Lebensmittel, das Händewaschen, Reinigen und Desinfizieren, aber auch irrationale Momente wie das Wiederholen einer speziellen Klopfreihenfolge, das Nicht-Betreten der 13ten Stufe, oder auch das Teilnehmen an einem Internetforum. Die Teilnahme am Forum ist meist sehr hilfreich, besonders zu Beginn, wenn erstmals Kontakt zu anderen Betroffenen besteht. Das Forum kann sich aber als dysfunktional entpuppen, z.B. wenn es Virus-Warnmeldungen enthält, oder regelmäßiges Melden von Befindlichkeiten an der Tagesordnung steht. Auch das kann zwanghaften Charakter annehmen.

Die Verhaltenstherapie bedient sich im Verlauf der Behandlung der dysfunktionalen Verhaltensmuster der Stimulus- und der Konsequenzkontrolle (Reinecker, 1999). Die Verhaltenstherapie nimmt an, dass das *gestörte* Verhalten, das bei psychischen Störungen zu finden ist, nach denselben Prinzipien wie gesundes Verhalten entstanden ist und nach diesen auch verändert werden kann (Margraf, 2000; Reinecker, 1999). Dazu analysiert der Verhaltenstherapeut gemeinsam mit dem Klienten das Problem, das zunächst benannt und dann auf verschiedenen Ebenen beschrieben wird. Im Falle der Emetophobie würde die Angst vor dem Erbrechen beschrieben werden – wie äußert sich das in der Person, in ihrem Verhalten, in ihrer Umwelt usw.? Dazu gehört dann auch, dass der Klient dazu aufgefordert wird, herauszufinden, welche Auslöser dieses Verhalten hat. Der Betroffene mit Emetophobie würde also beschreiben, dass er auf öffentlichen Veranstaltungen, wo Alkohol ausgeschenkt wird, die Flucht ergreift, weil er befürchtet, einen Betrunkenen zu sehen, der sich übergibt. Der Therapeut sammelt mit dem Klienten dann ganz viele – möglichst alle – solche Situationen. Bei der Emetophobie wären das für viele Betroffene u.a. auch Bus-, Flugzeug- und Schiffsreisen, das Essen von Speisen, welche von Fremden zubereitet worden sind, Ansteckungsgefahr bei Magen-Darm-Grippen usw. Dann fragt der Therapeut den Klienten nach den Konsequenzen, die das Verhalten steuern. Dabei konzentriert man sich im Falle der Emetophobie auf das Vermeideverhalten und die Konsequenzen hieraus. Es zeigt sich, dass durch das Umgehen der beängstigenden Situationen die Angst reduziert wird. Auch der Grund für das Vermeideverhalten wird deutlich: Die Befürchtung von anderen Konsequenzen, wenn das Vermeideverhalten nicht stattfindet. Diese Konsequenzen werden ebenfalls analysiert. Dabei käme dann etwa heraus, dass jemand, der an Emetophobie leidet, befürchtet, zu ersticken, wenn er Erbrechen muss, oder dass es ihm furchtbar peinlich wäre usw. Der Therapeut vereinbart mit dem Klienten dann Ziele und Methoden, welche dann durchgeführt und bewertet werden.

Was könnten das für Ziele sein? Die Klienten kommen zwar in die Therapie, weil sie die Angst vor dem Erbrechen besiegen möchten, fühlen sich aber nicht in der Lage zu akzeptieren, dass sie in Zukunft vielleicht auch einmal erbrechen müssen – Erbrechen ist kein attraktives Ziel. Die Therapie umfasst also andere Ziele wie etwa: „Ich möchte mit meiner Familie auf Urlaub fahren." Oder: „Ich möchte ein Restaurant besuchen". Diese Ziele sollten die Lebensqualität positiv beeinflussen können, aber nicht konkret die Angst vor dem Erbrechen zum Thema machen (Veale, 2009).

Die Verhaltenstherapie bedient sich außerdem in vielen Phasen auch der Psychoedukation, ein wichtiger und wirksamer Bestandteil der Therapie. Der Therapeut normalisiert dabei das Thema „Erbrechen" indem vor Augen geführt wird, dass das Erbrechen von der Natur als sehr wirksamer Mechanismus des Überlebens etabliert wurde (Veale, 2009). Das Erbrechen ist eine hilfreiche Maßnahme, um sich von Bakterien oder Giften zu entledigen. Eine weitere Fehlüberzeugung ist, dass die Betroffenen befürchten, dass das Erbrechen sich über mehrere Tage hinwegziehen muss. Auch hier kann der Therapeut erklären, dass das Erbrechen für gewöhnlich sehr kurz andauert, etwa so lange, bis der Magen einmal komplett geleert und vielleicht mit Tee etc. einmal ausgespült ist. Eine weitere Fehlannahme von Betroffenen kann ebenfalls widerlegt werden: Das Erbrechen ist nicht kontrollierbar, denn es handelt sich um einen primitiven Reflex. Veale (2009) nimmt aufgrund vorläufiger Daten an, dass die Häufigkeit des Erbrechens sich zwischen Personen mit und ohne Emetophobie nicht unterscheidet, obwohl Personen mit Emetophobie doch so viel Mühe darauf verwenden, das Erbrechen zu vermeiden.

Die zentrale Komponente der Verhaltenstherapie bei Emetophobie ist die Expositionstherapie. Diese kann plötzlich oder allmählich, tatsächlich oder nur in der Vorstellung passieren – die Auswahl muss individuell an den Klienten angepasst werden. Da dieser also mitentscheidet, kann er selbst bestimmen, ob er sich in der Therapie gleich ein Video mit sich übergebenden Menschen ansieht oder ob er zuerst mit dem Therapeuten eine Gedankenreise auf eine Party mit Betrunkenen macht. Die informierte Entscheidung des Klienten ist für die Therapie von Vorteil: Eine vorangehende Psychoedukation zur Art der Intervention, aber auch zur Störung selbst, kann die Bereitschaft zur Exposition deutlich steigern (Maack, Deacon & Zhao, 2013).

Normalerweise geht man davon aus, dass die konkrete Erfahrung sehr wirksam ist. Veale (2009) rät zur allmählichen Exposition in-vivo, also nicht nur gedanklich, sondern im wirklichen Leben. Die Auswahl der Situationen, die Teil der Exposition sein wollen, erfolgt dabei gemäß der vorausgegangenen Exploration der Geschichte, des Vermeideverhaltens und der zwanghaften Kontrollen usw. des Klienten. Für die Auswahl der Situationen müssen interne und externe Reize berücksichtigt werden. So kann eine Liste von gefürchteten Verhaltensweisen/Situationen erstellt werden, die von der am wenigsten gefürchteten zur gefürchtetsten sortiert ist. Bei der graduierten Exposition arbeitet man sich dann von unten nach oben durch.

Für gewöhnlich fürchten sich Menschen mit Emetophobie auch schon vor der Übelkeit, es gibt also einen internen Reiz. Das Prinzip der Expositionstherapie wäre es, die gefürchteten Reize aufzusuchen und dann zu erfahren, dass die negative Konsequenz nicht auftritt. Ist also ein gefürchtetes Objekt das Verspeisen einer vermiedenen Speise, so kann es gut sein, dass nachher die gefürchtete Folge, die Übelkeit, tatsächlich auftritt, und dass der Betroffene dies als Bestätigung für sein Vermeideverhalten sieht. Diese Art der Lebensmittelexposition kann, muss aber nicht mit einem Nachteil für die Therapie enden. Es gibt durchaus Situationen, in welchen die Expositionstherapie mit Lebensmitteln sinnvoll ist. So etwa beschrieb ein Leser der ersten Ausgabe dieses Buches nach seiner Therapie, wie er mit seiner Therapeutin vereinbart habe, ein Metwurstbrot zu essen, da dies eine Speise war, von der er annahm, dass er sicher erbrechen müsste. Tatsächlich ging es ihm nach dem Konsum unglaublich schlecht. Da er aber nicht erbrechen musste, erlebte er eine unglaubliche Erleichterung. Zum einen hatte er gelernt, dass er das Brötchen essen konnte, ohne dass Schlimmeres eingetreten war, und zum anderen hatte er gelernt, dass er auch die Übelkeit bewältigen konnte. Die Therapie endete erfolgreich.

Die Form der Exposition muss daher sehr sorgfältig von Betroffenen und Therapeuten abgewogen werden – der erste Reiz, dem man sich widmet, muss nicht gleich das Erbrechen an sich sein. In der Regel sehen Therapeuten aus gesundheitlichen Gründen davon ab, die Betroffenen wirklich zum Erbrechen zu bringen, denn das Erbrechen ist u.a. wegen der Magensäure für die Speiseröhre und die Zähne nicht besonders zuträglich. Weiters kann bei Betroffenen mit starken Panikreaktionen die sogenannte interoceptive Exposition einen wichtigen Lernprozess anstoßen. Antony et al. (2006) sowie Hunter und Antony (2009) betonen, dass die Erfahrung von natürlichen physiologischen Reaktionen wie Schwitzen und Herzklopfen bei Anstrengung und Schwindel bei Drehbewegungen oder bei Hyperventilation sehr hilfreich sein kann. Sie verweisen auf eine Fallstudie von Kahana und Feeny (2005) in welcher ein 9-jähriges Kind nach einer solchen Behandlung und der entsprechenden Analyse der körperlichen Reaktionen gelernt hatte, dass diese nur körperliche Reaktionen auf Bewegung etc. waren und nicht etwa die Vorboten des Erbrechens. In der Fallstudie von Hunter und Antony (2009) ging es um eine Frau von 40 Jahren, die seit ihrer Jugend an Angst und Depressionen gelitten hatte. Die exakte Untersuchung mit dem Strukturierten Klinischen Interview nach DSM-IV deutete klar auf eine spezifische Phobie, konkret Emetophobie, hin. Diese Klientin wurde parallel mit einer *klassischen Expositionstherapie* und auch mit einer *interoceptiven Expositionstherapie* sowie einer ausführlichen *Psychoedukation* behandelt, um normale körperliche Reaktionen auf Hitze etc. besser als solche einordnen zu können.

Die Expositionstherapie arbeitet nach dem Prinzip, dass der Abfall von aufgebauter Anspannung nach der überstandenen Situation und die folgende Erleichterung heilsam ist. Dabei ist die Anspannung die steigende Angst aufgrund verschiedener Befürchtungen des Klienten (z.B. er könnte an dem Erbrochenen ersticken). Der steile Abfall ist die anschließende Erleichterung, dass das befürchtete Katastrophenszenario eben nicht eingetreten ist. Hier zeigt sich besagtes Problem, das spezifisch auf die Emetophobie zutrifft: Oft richtet sich die Angst bereits auf die Übelkeit – also dass diese aufkommt und dann in der Folge Erbrechen unumgänglich wird. Die Betroffenen meiden also öffentliche Restaurants wegen dieser Befürchtung. Geht nun der Therapeut im Zuge der Expositionstherapie mit dem Klienten in ein Restaurant, um ihm zu zeigen, dass ihm nicht übel wird, so funktioniert das nicht: Dem Klienten wird tatsächlich übel und in der Konsequenz bleibt die heilsame Erleichterung aus. So ähnlich ging es den Klienten in der Studie von Lesage und Lamontagne (2009), wo in der Therapie mittels paradoxer Intention nach Frankl die Übelkeit angestrebt wurde; beiden Patienten dieser Fallserie wurde tatsächlich sehr übel, sie mussten tatsächlich erbrechen, und die Angst besserte sich nicht. Daher ist bei dieser Therapieform wichtig, dass nicht die Angst vor der Übelkeit und die Befürchtung, Erbrechen zu müssen, durch massive Reizkonfrontation behandelt wird, sondern gleich die Angst vor dem Erbrechen (selbst oder fremd) und die fehlerhaften Überzeugungen, was denn die Übelkeit verursacht. Die Übelkeit ist ja in der Regel das Produkt der Angst, und die Angst wird getriggert durch normale physiologische Vorgänge.

Darüber hinaus wird die Expositionstherapie angewandt, indem der Patient bei der Konfrontation mit dem gefürchteten Reiz erfährt, dass er diesen aushalten kann. Allein die Erfahrung, dass man eine Situation übersteht, in der man sich erbricht oder jemand anderen dabei beobachtet, ist – oft nach mehrmaliger Wiederholung – heilsam. Dabei bedeutet Heilung, dass die Angst verringert wird. Ein anschauliches Beispiel hierfür ist die Studie von Philips (Philips, 1985). Er unterzog sieben Patienten (gemischt, Angst selbst zu erbrechen und Angst vor fremdem Erbrechen) einer Therapie in 13 Einheiten zu je einer Stunde. Die Patienten wurden in diesen Einheiten dazu angehalten, ein vierminütiges Video, das sich übergebende Personen zeigte, wiederholt anzusehen. Da der Therapeut dabei war, konnte er die Angstreaktionen kontrollieren. Allen Patienten konnte so geholfen werden, wobei einzelne ein paar weitere Sitzungen benötigten, d.h. sie mussten sich das Video öfters ansehen. Insgesamt ist aber bemerkenswert, dass in etwa acht bis 13 Sitzungen die Angst und die Übelkeit behoben werden konnten, sogar wenn die Emetophobie vorher schon über viele Jahre bestanden hatte. Die Klienten hatten anfänglich große Angst, sich das

Video anzusehen. Als das Video begann, wollten sie am liebsten aus der Situation flüchten. Doch als sie es überstanden hatten, waren sie erleichtert. Dieser steile Abfall zwischen der Anspannung vor dem Video und dem Gefühl der Erleichterung nachher ist das, was die Wirksamkeit der Expositionstherapie ausmacht – die Erkenntnis „Es ist ja doch nichts Katastrophales passiert." Insofern sei also auch betont, dass die Exposition nur dann wirkt, wenn den Klienten nicht die Möglichkeit zur Vermeidung geboten wird. Philips untersuchte außerdem den Verlauf der Angst in den verschiedenen Therapiephasen. Er wollte so die Prozesse dokumentieren, die der Eliminierung der Phobie zugrunde liegen. Während der Sitzungen – also während sich die Patienten die Videos anschauten – nahm die Angst ab. Diesen Prozess nennt man *Habituation*, also Angstreduktion durch Gewöhnung. Am Ende jeder Sitzung war die Angst deutlich niedriger als für gewöhnlich. Zwischen den Sitzungen kehrte die Angst aber immer wieder zurück, was laut dem Autor dieser Studie mit den depressiven Gefühlen zusammenhängt, die durch die Angstreize ausgelöst werden. Die Therapiesitzungen wurden so lange wiederholt, bis die Angst auch in den Tagen zwischen den Sitzungen nicht mehr wiederkehrte. Einschränkend sollte man zu dieser Fallserie anmerken, dass der Zusammenhang zwischen Angst und Übelkeit in den untersuchten Fällen nicht besonders stark war, ganz im Gegensatz zu den meisten Fällen von Emetophobie.

Der Verhaltenstherapeut Rink berichtete über zwei Fallstudien zur Expositionstherapie bei der Emetophobie (Rink, 2006). Da das Miterleben einer Erbrechenssituation in der Wirklichkeit zwar wirksam, aber schwer provozierbar wäre, verwendete Rink wie Philips die wiederholte Darbietung von Videosequenzen. Er merkte aber an, dass eine einzige Szene zu monoton wäre und er daher aus 17 verschiedenen Filmen Szenen zu einem 21minütigen Video zusammenkopiert hatte. Zu Beginn musste sich die Patientin das Video 2 Stunden und 15 Minuten lang ansehen, bis ihre Angst deutlich gesunken war. In den weiteren Expositionssitzungen, die sie alleine zu Hause durchführte, genügten dann schon 30 Minuten. Man sieht an diesem Beispiel, wie schnell diese Konfrontation helfen kann. Die Beschreibung des Ablaufs einer Exposition erscheint für einen

Betroffenen sehr hart – doch jeder Therapeut wird auf seinen Klienten zunächst ausführlich eingehen, mit ihm die Form der Exposition bestimmen, und ihn darauf vorbereiten. Die Exposition kann also flutend (viel Exposition auf einmal) oder allmählich durchgeführt werden. Ein Beispiel für die allmähliche Exposition berichten amerikanische Forscher (Moran & O'Brien, 2005). Es wird im Abschnitt zur Therapie bei Kindern mit Emetophobie ausführlicher besprochen.

Die Exposition kann in der Realität erfolgen (z.B. auf einer Party) oder virtuell (z.B. anhand eines Videos) oder nur in Gedanken – also in der Vorstellung. Eine besonders saloppe Form der Verhaltenstherapie stammt aus einer der ersten Studien zur Emetophobie im Jahre 1983 (McFadyen & Wyness, 1983). Unter dem lustigen Titel „Ihnen muss nicht übel sein, wenn Sie ein guter Verhaltenstherapeut sein wollen, aber es kann ihnen dabei helfen!" veröffentlichte der Therapeut eine Fallstudie, in der eine junge Frau mit Angst vor fremdem Erbrechen mit Expositionstherapie behandelt wurde. Die Exposition wurde durchgeführt, indem der Therapeut Reisbrei und Gemüsesuppe in den Mund nahm, ins Zimmer rannte, in dem die Patientin stand (und nicht flüchten konnte) und vor ihr ins Waschbecken oder auf den Boden „erbrach", d.h. das Gemisch ausspuckte. Diese Prozedur wiederholte er etwa zehn mal hintereinander (je nachdem wie lange Reisbrei und Gemüsesuppe reichten) je Sitzung. Dazu wurde durch saure Milch der Geruch des Erbrochenen simuliert. Obwohl die Patientin wusste, dass es sich um Reisbrei und Gemüsesuppe handelte und dass dem Therapeuten nicht wirklich übel war, fürchtete sie sich zu Beginn sehr, dann immer weniger und konnte schließlich als geheilt betrachtet werden.

Abgesehen von der Expositionstherapie ist auch wichtig, das zwanghafte Verhalten zu beenden. Die Verhaltenstherapie tut dies etwa, indem mit diesen Verhaltensweisen experimentiert wird (Veale, 2009): Was passiert, wenn das entsprechende Verhalten mehr oder weniger angewandt wird? Wie beeinflusst das die Sorgen rund um das Erbrechen?

Ein eher klassischer und weniger spektakulärer Ansatz der Verhaltenstherapie ist das Modelllernen. Er kommt zwar bei der Emetophobie nur indirekt zum Tragen, soll aber trotzdem kurz dargestellt werden. Modelllernen ist das Übernehmen von Verhaltensmustern einer anderen Person (Reinecker, 1999). Für die Emetophobie würde dies also bedeuten, dass der Klient beispielsweise den Therapeuten beobachtet, wie dieser mit dem Thema Erbrechen umgeht. Dabei ist ausschlaggebend, welche Aspekte dieses Modells der Klient wahrnimmt. So kann es sein, dass der Klient beobachtet, dass das Erbrechen für den Therapeuten eine natürliche und eher harmlose Angelegenheit ist. Der Klient könnte aber auch beobachten, dass der Therapeut beim Besprechen von Ereignissen rund um das Erbrechen versucht, objektiv zu sein und die vermeintliche *Gefahr* so darzustellen, wie sie wohl wirklich ist. Darüber hinaus ist die Umsetzung wichtig, denn der Klient soll das Beobachtete lernen, d.h. sich merken, und demnächst selbst umsetzen. Dafür bedarf es einer speziellen Motivation. Hier sei noch einmal auf die Gruppentherapie hingewiesen: Die Verhaltenstherapie in Gruppen ist besonders gut geeignet für das Modelllernen, da der Einzelne die Möglichkeit hat, nicht nur vom Therapeuten zu lernen, sondern auch von den Gruppenmitgliedern (Fiedler, 2005). In diesen verhaltenstherapeutischen Gruppen werden oft Rollenspiele durchgeführt, um Verhalten einzuüben.

In der Verhaltenstherapie werden außerdem Konsequenzen auf den vier Ebenen kognitiv (Gedanken), emotional (Gefühle), motorisch (Verhalten) und physiologisch (Körper) unterschieden. Dies ist besonders wichtig, wenn man Vermeidungsverhalten analysiert. Die Verhaltenstherapie bedient sich daher oft eines Tagebuches, das der Klient über einen gewissen Zeitraum, z.B. 2 Wochen, regelmäßig führt. Gemeinsam kann so analysiert werden, ob es Regelmäßigkeiten gibt, und wie die Therapie fortschreitet.

Abschließend möchte ich noch auf kritische Stimmen zur Verhaltenstherapie eingehen. Der Verhaltenstherapie wird von Kritikern vorgeworfen, sie dass sie nur *an der Oberfläche kratze* und nur die Symptome behandele, nicht aber an die Wurzeln gehe.

Dadurch könnten sich Symptomverschiebungen ergeben. Dabei verschwindet zwar das behandelte Symptom z.B. die Angst vor dem Erbrechen, aber statt dessen tritt ein anderes auf, weil die Wurzel der Störung sich einen neuen Weg bahnt, um sich bemerkbar zu machen. Dies ist der übliche Vorwurf der Vertreter der Psychoanalyse an die Verhaltenstherapeuten. Die übliche Antwort ist, dass die Verhaltenstherapie so genau arbeitet und die Ergebnisse protokolliert, dass eine derartige Verschiebung bemerkt würde.

Es kann tatsächlich sein, dass das reine Training des richtigen Verhaltens nicht zur vollständigen Heilung führt. Daher ist es auch zweckmäßig, dass die Verhaltenstherapie immer auch mit erfolgreichen Komponenten kombiniert wird, in welchen z.B. die aktuellen Beziehungen betrachtet werden. Demgemäß bespricht der Verhaltenstherapeut mit dem Klienten auch Ursachen, ganz im Glauben daran, dass nicht nur das Verständnis, sondern vor allem die Veränderung der aktuellen Situation heilend ist, was aber auf dem Verständnis der Entstehung dieser Situation aufbaut. Verhaltenstherapie kratzt also nicht nur an der Oberfläche. Sie behandelt nicht nur die Symptome, sondern versucht wie die meisten anderen Therapieschulen, an die Wurzel des Problems zu gelangen. Insbesondere möchte ich noch einmal betonen, dass ich die Leser hier keinesfalls in die Irre führen will – es gibt die „Verhaltenstherapie" als alleinige Therapie in der Regel kaum mehr, sie wird fast ausschließlich in Kombination mit der kognitiven Therapie angeboten, als „kognitive Verhaltenstherapie". Und selbst hier weichen sich die Grenzen weiter auf – die Komponenten vieler Therapieformen werden heute oft geschickt kombiniert und führen so vielleicht zu einem besseren Ergebnis.

7.1.5 Kognitive Therapie

Die kognitive Therapie wird heute meistens mit der Verhaltenstherapie kombiniert. Das ist sinnvoll, da die kognitive Therapie an *Kognitionen*, das sind Gedanken, ansetzt und diese steuern letztendlich das Verhalten (Beck, Emery, & Greenberg, 1985; Meichenbaum, 1977). Zentraler Bestandteil ist das Identifizieren von nachteiligen Gedanken und das Verändern derselben, also das kognitive Umstrukturieren.

A.T. Beck gilt als Begründer der kognitiven Therapie. Er sieht die Denkfehler bei psychischen Störungen als Ansatzpunkt von Psychotherapie (Beck, Emery, & Greenberg, 1985). Dazu gehört z.B. die willkürliche Schlussfolgerung. Dabei würde ein Mensch mit Emetophobie aufgrund der Information eines Bekannten, es ginge eine Magen-Darm-Grippe um, unmittelbar folgern, er hätte sich schon angesteckt. Die Psychotherapie zielt darauf ab, dem Patienten die Willkür dieser Schlussfolgerung plausibel zu machen – z.B. könnte der Mensch mit Emetophobie, anstatt voreilig die schlimmste Befürchtung als Tatsache anzusehen, den Bekannten nach dem „wo" und „wer" dieser Information fragen. Möglicherweise ist nämlich nur eines der Kinder eines Freundes des Bekannten (also über mehrere Ecken) nicht in der Schule gewesen, und die Information, es gehe eine Magen-Darm-Grippe um, beruht lediglich auf Mutmaßungen. Ein weiterer Denkfehler ist das Katastrophisieren: Eine Frau mit Emetophobie ist mit einer Freundin zum Einkaufen verabredet. Als der besagte Termin näher rückt, wird ihr schrecklich übel. Sie denkt: „Mir ist so übel, mir fehlt sicher etwas. Wahrscheinlich habe ich eine ganz schlimme Krankheit und werde tagelang erbrechen. Sicher muss man mich ins Krankenhaus bringen und mir wird nur mehr schlecht sein." Dass derartige Annahmen überzeichnet sind, ist ein typisches Charakteristika solcher Katastrophisierungen. Ein weiterer Denkfehler ist die Verallgemeinerung. Darunter fällt z.B. die Annahme, dass Kinder oft erbrechen. Die Konsequenz davon ist, dass Menschen mit Emetophobie oftmals Kinder meiden. Die Annahme beruht auf der Tatsache, dass es Kinderkrankheiten gibt. Kinder, die an solchen Krankheiten leiden, erbrechen möglicherweise. Nun verallgemeinern Menschen mit Emetophobie diese Gefahr der erbrechenden Kinder auf alle Kinder: Alle Kinder stellen für die Betroffenen ein Risiko dar, mit dem Erbrechen konfrontiert zu werden. Als Mutter möchte ich behaupten, die meisten Kinder erbrechen nicht häufiger als die meisten Erwachsenen.

Ähnlich wie Beck widmet sich Ellis in seiner Rational Emotive Therapy (Ellis, 1984) den Gedanken – genauer gesagt bestimmten Annahmen. Diese Annahmen entsprechen Becks Denkfehlern, da sie irrational sind. Ellis Ansatz besteht darin, diese irrationalen Annahmen den Klienten durch eine rationale Diskussion vor Augen zu halten und so Veränderungen zu ermöglichen. Das könnte zum Beispiel die Angst des Menschen mit Emetophobie sein, dass er, wenn er in einem Restaurant essen würde, mit großer Wahrscheinlichkeit verdorbenes Essen erwischen würde und sich dann übergeben müsste. Objektiv, also rational betrachtet, werden Restaurants vom Gesundheitsamt kontrolliert, sodass es eigentlich ein Skandal wäre, wenn etwas Derartiges eintreten würde.

Solche „rationalen" Betrachtungen sollen Menschen mit Emetophobie also eine weniger verzerrte Sichtweise ihres Lebens und ihrer Umwelt vermitteln.

Weitere kognitive Ansätze in der Psychotherapie sind diverse Trainings zu Problemlösungsstrategien. In den verschiedenen Modellen gibt es meist eine Problemidentifikationsphase, in welcher das Problem genau beschrieben wird, eine Bedingungsanalyse, in welcher die Umstände zum Problem erfasst werden, dann endlich das Finden von Lösungswegen bzw. Alternativen und die Auswahl der besten Alternative.

Andere Trainingsprogramme versprechen Selbstinstruktionsfähigkeiten und Stressimpfung (Meichenbaum, 1977, 2003). Bei der ersten Variante wird der Klient dazu gebracht, sich selbst zu steuern, indem er lernt, zuerst nachzudenken und dann zu handeln, wobei er möglichst noch die geeignetsten Gedanken führen sollte. So könnte zum Beispiel ein Mensch mit Emetophobie, der sich von der Arbeit abmelden möchte, weil er gehört hat, eine Magendarmgrippe ziehe ihre Kreise, überlegen, warum er zu Hause bleiben möchte. Er würde zum Schluss kommen, dass er Angst vor einer Ansteckung hat. Wenn er dann sein Wissen über die geringe Wahrscheinlichkeit des Ernstfalles benutzt und sich die Notwendigkeit klar macht, seinem Vermeidungsverhalten nicht nachzugeben, dann wird er letztendlich doch zur Arbeit gehen. Das Stressimpfungstraining ist eine Form kognitiver Verhaltenstherapie und trainiert förderliche Gedanken um Stresssituationen besser zu bewältigen.

Die kognitive Therapie fragt nach den Überzeugungen, etwa der Überzeugung welche Situationen Übelkeit verursachen, ob Übelkeit immer mit Erbrechen einhergehen muss, ob der Übelkeit ein medizinisches Problem zugrunde liegt usw. (Veale, 2009). In diesem Zusammenhang wird auch eine Bewertung vorgenommen, wie schrecklich das Erbrechen tatsächlich ist und was daran so schrecklich ist. Die kognitiven Prozesse, die nun verändert werden sollen, sind nach Veale (2009):

Gedanken wie: „Wenn ich mir Sorgen mache, bin ich mental besser auf das Erbrechen vorbereitet." oder „Wenn ich mir Sorgen mache, kann ich das Erbrechen vermeiden."

Aufmerksamkeit auf körperliche Empfindungen wie eigene oder fremde Übelkeit („Die Frau beim Bäcker sieht so blass aus."), auf Fluchtmöglichkeiten („Wenn sie erbricht, stehe ich gleich neben der Tür und kann hinaus."), Unterstützung („Ist jemand da, der mir helfen könnte, wenn ich erbrechen muss?"), und in welchem Kontext diese verzerrte Aufmerksamkeit auftritt und welche Konsequenzen sie hat.

Zur rein kognitiven Therapie bei Emetophobie gibt es anekdotische Berichte, zum Beispiel einen Fallbericht (Kobori, 2011) von einer japanischen Frau in Großbritannien. Die Angst vor dem Erbrechen blieb, nachdem sie gegen eine diagnostizierte Panikstörung und Depression behandelt worden war. Erst, als die Therapie mit einer Fallanalyse, Aufmerksamkeitstraining, einer Meinungsbefragung und verschiedenen Verhaltensexperimenten auf diese Angst gerichtet wurde, konnte die Klientin ihr Verhalten, das auf Versicherung ausgerichtet war, und ihre falschen Überzeugungen zum Erbrechen ablegen. Dieses Fallbeispiel zeigt aber, dass auch in der kognitiven Therapie *Verhaltens*experimente zum Tragen kommen, weswegen die strenge Trennung zwischen kognitiver- und Verhaltenstherapie einmal mehr als hinfällig erscheint.

7.1.6 Gesprächstherapie

Die Gesprächstherapie wird auch als klientenzentrierte oder personenzentrierte Psychotherapie bezeichnet und sie stellt die Person in den Mittelpunkt. Der Therapeut trägt daher ein ganz besonderes Beziehungsangebot an den Klienten heran (Reicherts, 2005). Ein guter Gesprächstherapeut zeichnet sich aus durch

- Offenheit, d.h. er ist offen für die Sorgen des Klienten und zeigt ehrliche Reaktionen auf dessen Äußerungen.
- Empathie, d.h. Einfühlungsvermögen, der Therapeut kann sich in den Klienten hineinversetzen und nachfühlen, wie es ihm geht.
- Wärme, d.h. der Therapeut bringt dem Klienten positive Gefühle der bedingungslosen Akzeptanz und Herzlichkeit entgegen, sodass sich dieser wohl fühlen kann und nicht das Gefühl hat, er müsse etwas leisten, um gemocht zu werden.
- Echtheit, d.h. die gezeigten Gefühle des Therapeuten sind nicht vorgespielt, sondern echt.
- Wertschätzung, d.h. der Therapeut respektiert den Klienten nicht nur, sondern er schätzt ihn als das, was er ist.

Dadurch, dass der Therapeut so klar definiert ist, unterscheidet sich die Gesprächstherapie zumindest in der Theorie von den anderen Therapien. Der Therapeut soll offen sein, sich selbst also dem Klienten öffnen, und aufrichtig zeigen, was ihn bewegt. Das ist unüblich, denn in anderen Therapien ist der Therapeut dazu angehalten, auf Distanz zu den Klienten zu gehen und nichts von sich selbst in die Therapie einfließen zu lassen. Die Kraft der Beziehung hat in der Gesprächstherapie also eine zentrale Bedeutung. Einige der genannten Eigenschaften des Therapeuten würden Sie sich aber gewiss auch von Ihrem Therapeuten wünschen, auch wenn sich dieser z.B. an der kognitiven Verhaltenstherapie orientiert. Da wären wir einmal mehr bei der Aufweichung der Grenzen zwischen den therapeutischen Schulen. Ein Therapeut, der die Kriterien für einen klientenzentrierten Ansatz erfüllt und mit kognitiver Verhaltenstherapie arbeitet, ist heute nicht unüblich – es wurden sogar neue Begriffe für diese und andere Mischformen geprägt, z.B. die unterstützende Psychotherapie, die sich der „besten" Elemente verschiedener Schulen bedient.

Nach Rogers (Rogers, 1951, 1959), der als Begründer des humanistischen Zugangs in der Psychologie gilt, gibt es konkrete Therapieziele. Diese drehen sich um persönliche Weiterentwicklung und beinhalten sehr zentral die Konstruktion eines positiven Selbstkonzepts. Das Selbstkonzept eignet man sich nicht eigenständig an, sondern entwickelt es im Umgang mit anderen Menschen. Aus zwischenmenschlichen Erfahrungen erwachsen, kann das Selbstkonzept auch durch Beziehungen beeinträchtigt sein. Hier liegt auch ein interessanter Ansatzpunkt für die Emetophobie, wenn eine besonders große Angst vor eigenem Erbrechen in der Öffentlichkeit vorherrscht. Dabei erwarten die Betroffenen eine soziale Bloßstellung, was letztlich eng mit einem geringen Selbstwertgefühl zusammenhängt. Ein selbstbewusster Mensch fürchtet sich weniger vor sozialen Situationen und nimmt an, dass die soziale Umwelt nicht ausschließlich mit Ekel, sondern auch mit Mitgefühl und Verständnis auf Erbrechen reagiert.

Ein weiteres zentrales Konzept ist die Kongruenz bzw. Inkongruenz, d.h. dass bestimmte Komponenten nicht zusammenpassen. Eine Inkongruenz liegt beispielsweise vor, wenn der betroffene Mensch davon ausgeht, in der Öffentlichkeit müsste alles perfekt ablaufen, und sich selbst aber als peinlich erlebt. Das heißt, dass das Selbstkonzept nicht mit der Realität übereinstimmt. In der Therapie wird der Therapeut mit dem Betroffenen eine Selbstexploration durchführen – das heißt, er erforscht sich selbst, was er ist und was nicht, was er sein sollte, was er gern wäre und alle Gedanken über sich selbst, die ihm wichtig sind.

7.1.7 Desensibilisierung und Verarbeitung durch Augenbewegung

Es gibt zwei einzelne Berichte, wonach Desensibilisierung und Verarbeitung durch Augenbewegungen (Englisch: Eye Movement Desensitization and Reprocessing, EMDR, Shapiro, 2001) bei Emetophobie gute Ergebnisse erzielt hat (de Jongh, 2012 und eine frühere Arbeit desselben Autors auf Niederländisch: de Jongh & Ten Broeke, 1994). Zur Behandlung von Emetophobie durch EMDR gibt es keine Übersichtsarbeiten, und das Ergebnis aufgrund der derzeitigen Studienlage wäre sicherlich, dass es keine geeigneten wissenschaftlichen Untersuchungen gibt, wonach man die EMDR bei Emetophobie bewerten könnte. Bisson, Roberts, Andrew, Cooper und Lewis (2013) prüften in einer Übersichtsarbeit nach den strengen Cochrane Kriterien die Qualität der Studien zur Wirksamkeit von EMDR und kognitiver Verhaltenstherapie bei posttraumatischer Belastungsstörung. Die Übersichtsarbeit kam zu dem Schluss, dass EMDR und die kognitive Verhaltenstherapie bei der posttraumatischen Belastungsstörung eine nachweisbare Wirkung zeigt, aber dass andere, nicht auf das Trauma fokussierte Therapien keine Reduktion der Symptome mit sich brachten. Allerdings ist die Studienlage auch hier wieder sehr dünn und die untersuchten Personengruppen sehr klein – obendrein handelt es sich bei der posttraumatischen Belastungsstörung um eine Störung, die nur sehr entfernt mit der Emetophobie verglichen werden kann.

De Jongh wendete in seiner Fallstudie von 2012 das 8-Phasen Protokoll der EMDR an. Dieses beginnt mit Fragen zu der traumatischen Erinnerung. Der Behandelte muss sich auf die Erinnerungen und Gefühle konzentrieren, während der Therapeut seine Finger vor dem Gesicht des Patienten bewegt. Der Klient ist dazu angehalten, diese Bewegung mit den Augen zu verfolgen. Außerdem wird der Klient zu seinen Gefühlen und körperlichen Empfindungen befragt und zwar so lange, bis die negative Belastung durch die Empfindungen verschwunden ist. Die Idee hinter dem Vorgehen ist, dass die Augenbewegungen helfen, die Verarbeitung des Geschehens in beiden Gehirnhälften anzuregen, und somit auch einen besseren sprachlichen Zugang zu „unaussprechlichen" Aspekten zu finden. Weitere Erklärungsansätze basieren auf der Ähnlichkeit der Hin- und Herbewegungen der Augen in dieser Therapieform mit den Augenbewegungen in einer bestimmten Schlafphase. Ob diese Theorien hinter der Methode richtig sind, konnte bislang nicht gezeigt werden. Tatsächlich funktioniert die Therapie auch mit anderen Modalitäten, die also nicht Augenbewegungen induzieren, wie in der Studie von de Jongh (2012) Geräusche, die über Kopfhörer abwechselnd links und rechts dargeboten werden. In der Fallstudie von de Jongh (2012) handelte es sich um eine Patientin, die sich an das auslösende Ereignis, das mutmaßlich mit der Emetophobie zu verbinden gewesen wäre, nicht erinnern konnte. Sie konnte sich aber an ein anderes, früheres und nicht traumatisches Ereignis erinnern, in welchem ein Kind im Kindergarten neben ihr erbrochen hatte. Sie erinnerte sich sehr genau daran, dass sie sich damals hilflos gefühlt hatte. Nach der ersten EMDR Sitzung, welche an dieses Ereignis anknüpfte, fielen ihr noch mehr Ereignisse ein, insbesondere eines, wo sie alleine mit ihrem Bruder zu Hause war, und dieser auf den Boden erbrochen hatte. Die Klientin war in der damaligen Situation in Panik zu einer Nachbarin gelaufen und hatte sie um Hilfe gebeten. Doch diese gab zurück, dass sie selbst nicht mit dem Erbrechen umgehen könnte. Ihr Vater hatte mit Unverständnis reagiert. Auch diese Erinnerung wurde behandelt, genauso wie viele weitere. Drei Jahre nach Abschluss der Therapie war die Klientin zuversichtlich. Sie hatte zwar immer noch eine Abneigung gegenüber dem Erbrechen, aber keine Panikattacken mehr.

Es ist meist sehr schwierig, in der Literatur Beispiele für Fehlschläge in der Therapie zu finden, da verständlicherweise jeder Therapeut lieber von seinen Erfolgen berichtet. Es gibt aber einen versteckten Bericht zur erfolglosen EMDR in der Arbeit von Maack, Deacon und Zhao (2013), in welcher eine Patientin schließlich mit Expositionstherapie erfolgreich behandelt worden war, nachdem sie andernorts zuvor erfolglos diverse Therapien, u.a. auch EMDR ausprobiert hatte.

Im Unterschied zur kognitiven Verhaltenstherapie wendet die EMDR keine Exposition mit neuen Reizen (Videos etc.) an, sondern verarbeitet nur Erinnerungen an vergangene Erlebnisse, welche für die Entstehung und Aufrechterhaltung der Angst ausschlaggebend sein dürften. De Jongh (2012) vermutet, dass die Exposition auch Übelkeit hervorrufen kann, was dann wiederum zu einer Aufrechterhaltung der Angst führen könnte – eine ungewollte Komplikation. Daher befürwortet er die EMDR, die gleichzeitig negative Gefühle wie Hilflosigkeit und das Selbstwertgefühl ansprechen.

7.2 Medikamente

Medikamente können nur von Ärzten verschrieben werden z.B. vom Hausarzt, Psychiater oder Neurologen. Die Psychiatrie ist ein Teilbereich der Medizin. Psychologen haben Psychologie studiert und sind keine Ärzte, dürfen daher keine Medikamente verschreiben.

Es gibt psychische Störungen, die gemäß heutigem Wissensstand ohne Medikamente nicht ausreichend behandelt werden können. Das ist zum Beispiel bei sehr schweren Depressionen oder Schizophrenie der Fall. Ähnliche Argumente gibt es auch für selbstmordgefährdete Patienten, die mit Beruhigungsmitteln davon abgehalten werden sollen, sich etwas anzutun. Bei der Emetophobie besteht keine derartige Notwendigkeit für Psychopharmaka. Es gibt zwar angstlösende Medikamente, die behandeln aber tatsächlich nur kurzzeitig das Angstgefühl, das Erleben wird dumpfer und die Angst erscheint weniger wichtig. Da die Wirkung aber nur anhält, solange die Substanz im Körper aktiv ist, ist zu erwarten, dass so eine Therapie langfristig naturgemäß schlecht greift. Auch beruhigende Substanzen können bei der Emetophobie angewandt werden (Leite, Vicentini, Neves & Torres, 2011). Allerdings gibt es auch zu Psychopharmaka bei Emetophobie noch keine Übersichtsarbeit von Cochrane, die heranzuziehen wäre. Eine kürzlich erschienene Übersichtsarbeit weist außerdem darauf hin, dass bei Panikstörung mit oder ohne Agoraphobie nicht klar gesagt werden kann, ob Psychotherapie besser wirkt als Medikamente, die gegen Depressionen wirken oder solche, die beruhigend wirken (Imai, Tajika, Chen,

Pompoli & Furukawa, 2016). Die Studienlage ist sehr dünn, die Qualität der wissenschaftlichen Untersuchungen nicht ausreichend.

Betrachten wir also Einzelberichte zur medikamentösen Behandlung von Patienten mit Emetophobie. In den beiden von den kanadischen Psychiatern Maertens et al. (2017) vorgestellten Fallstudien waren Escitalopram und Olanzapine (Fall 1) bzw. Olanzapine und später Clomipramine (Fall 2) gegen die Angst eingesetzt worden. Die erste Patientin hatte sich vor dieser Intervention ein normales Körpergewicht gewünscht, war aber aufgrund der Angst vor dem Erbrechen unterernährt. Sie entwickelte nach einer Wiederherstellung des normalen Körpergewichtes unter Medikation eine Unzufriedenheit mit ihrem Gewicht und erfüllte in der Folge zusätzlich auch die Kriterien für Anorexie. Der zweite Patient war zusätzlich zur Medikation mit einer kognitiven Verhaltenstherapie behandelt worden, das Ergebnis dieser Behandlung wurde leider nicht in der Studie berichtet. Auch Maack, Deacon und Zhao (2013) berichten von einer Frau mit Emetophobie, die vor der (erfolgreichen) Expositionstherapie verschiedene medikamentöse Therapien ausprobiert hatte, ohne dass diese die erwünschte Wirkung erzielt hätten.

Sehr wohl sind aber Medikamente angebracht, wenn eine Komorbidität zu Erkrankungen besteht, bei denen die pharmakologische Behandlung das Mittel der Wahl oder zumindest ein wichtiger Bestandteil der Therapie ist. Außerdem kann in extremen Fällen eine medikamentöse Behandlung eine notwendige Vorbereitung auf die Therapie sein. In einem Fallbericht eines achtjährigen Mädchens war die Behandlung mit Cloazam und Fluoxetin aus psychiatrischer Sicht indiziert, da die Angst so generalisiert und so stark war, dass eine Psychotherapie gar nicht begonnen werden konnte. Erst unter der medikamentösen Behandlung war eine graduierte Expositionstherapie möglich und letzten Endes auch erfolgreich (Faye et al., 2013).

Manche Menschen mit Emetophobie verwenden Reisetabletten oder ähnliche Mittel, welche rezeptfrei erhältlich sind. Wenn diese zur „Versicherung" dienen, sollten sich die Betroffenen fragen, inwiefern diese Helferlein Teil des Vermeidungsverhalten sind.[1]

Außerdem sollte bei der Wahl einer medikamentösen Therapie auch die Möglichkeit unerwünschter Nebenwirkungen, insbesondere die Übelkeit, in Betracht gezogen werden (Leite, Vicentini, Neves & Torres, 2011). Der behandelnde Arzt wiegt mit dem Patienten die positiven Effekte eines Präparates gegen die negativen Nebenwirkungen ab.

7.3 Alternativmedizin

Die Fehlschläge der Schulmedizin sind leider nicht zu leugnen, etwa durch die Anwendung von Anxiolytika bei Emetophobie, was nur kurzzeitige Linderung, aber keine nachhaltige Genesung verschafft (Maertens et al., 2017). Der Mangel an Zeit, zum Zuhören, genauen Analysieren der Situation der Betroffenen, ja sogar zum Stellen einer akkuraten Diagnose führt bei den Behandelten verständlicherweise zu einer großen Unzufriedenheit und es ist verständlich, dass die Frage nach Alternativen aufkommt.

Leider kann aber auch die sogenannte Alternativmedizin nicht wirklich eine Alternative anbieten, auch wenn es noch so verlockend klingt. Die in der Folge beispielhaft gelisteten Ansätze wurden im Zusammenhang mit Emetophobie in einschlägigen Foren empfohlen, etwa gegen Angst oder gegen Übelkeit. Vorausgeschickt sei, dass die beschriebenen Formen der Alternativmedizin und insbesondere die im nächsten Kapitel beschriebene Homöopathie entweder auf fragwürdige Weise gesetzlich verankert sind oder gesetzliche Grauzonen ausnützen, und nicht über den Placeboeffekt hinaus wirksam sind. Wenn Sie eine Therapieform ausprobieren möchten, bei welcher Sie sich nicht sicher sind, ob diese zu diesen

1 Die Entwicklung von „Psychobiotika" (Bambury et al., 2018; N.N., 2012; Said, A., 2013, Misra, S., 2017), bei denen Mikroorganismen über den Darm auf das Hirn wirken und so die Psyche positiv beeinflussen sollen, steht erst am Anfang. Über deren Nutzen und Wirksamkeit gibt es bislang keine aussagekräftigen wissenschaftlichen Studien.

Formen der unwirksamen Therapien zählt, lege ich Ihnen die Quellen dieses Kapitels ans Herz; das sind die Webseiten der GWUP, das Informationsnetzwerk Homöopathie, und die Infosammlung PSIRAM (https://www.psiram.com).

Bachblüten werden vorwiegend für psychische Beschwerden, und so auch für Angst eingesetzt. Die Zuordnung der Substanzen zu Wirkungen erfolgte von dem Britischen Arzt Bach aufgrund seiner Intuition – man könnte sagen: zufällig. In klinischen Studien konnte keine Wirkung nachgewiesen werden.

Cranio-Sakral-Therapie wird ebenfalls für psychische Beschwerden und Stress empfohlen, wurde aber in 33 Studien als nicht wirksam befunden und kann bestenfalls als Wellness-Programm gesehen werden. Allerdings ist die Therapie aufgrund des Risikos einer Verletzung der Halswirbelsäule nicht einmal dafür empfehlenswert; 2009 wurde ein drei Monate alter Säugling auf diese Weise getötet.

Akkupunktur wurde ebenfalls gegen Angst und speziell gegen Emetophobie empfohlen. Die Anwendung beruht auf physikalischer Stimulation (Stich, Wärme, Kälte, Vibration, Strom, Licht...) an ungenau spezifizierten Akkupunkturpunkten. Es gibt sehr viele Studien die versuchen, die Wirksamkeit zu untermauern, allerdings ist die Qualität dieser Studien nicht ausreichend, um Schlüsse daraus zu ziehen – zumal sich keine deutlichen Unterschiede zwischen der Nadelung von angeblichen Akupunkturpunkten und anderen Stellen des Körpers zeigten. Insbesondere nachdenklich sollte die hilfesuchenden Personen mit Emetophobie stimmen, dass Akkupunktur zwar gegen Übelkeit empfohlen wird, Übelkeit aber gleichzeitig als häufige Nebenwirkung berichtet wird.

Schüssler Salze können als eine Art vereinfachte Homöopathie mit zwölf Substanzen und nur drei Potenzierungsschritten gesehen werden. Allerdings beruhen die Schüssler Salze nicht auf dem Hahnemann'schen Simile-Prinzip (Ähnliches wird durch Ähnliches geheilt). Keine wissenschaftliche Studie konnte eine Wirkung der Schüssler Salze nachweisen, die über den Placeboeffekt hinausreicht.

7.4 Homöopathie

Würden Sie ein Medikament nehmen, das an Tausenden von Patienten erprobt wurde, nachweislich gegen Ihre Beschwerden wirkt, aber bei einem gewissen Teil der Patienten auch Nebenwirkungen verursacht (und daher mit einer gewissen Chance auch bei Ihnen)? Oder würden Sie ein Mittel bevorzugen, das garantiert keine Nebenwirkungen verursacht, aber gar nicht systematisch erprobt wurde, und maximal nur im Ausmaß eines Placeboeffektes gegen Ihre Beschwerden wirkt?

Würden Sie ein Medikament bevorzugen, das über viele Jahre an Tausenden von Tieren und kranken Menschen getestet und wissenschaftlich auf Wirksamkeit und Sicherheit geprüft wurde, oder ein Medikament, das an einer Handvoll von gesunden Personen ausprobiert wurde, wobei anhand der Wirkung, die dieses Medikament bei diesen Personen erzielt hat, eine Spezifikation erstellt wurde, gegen welche Beschwerden das Medikament eingesetzt werden soll?

Können Sie sich vorstellen, dass ein Tropfen Meerwasser gegen ihre Beschwerden hilft, wenn Sie zuvor eine Tablette des Wirkstoffes im gesamten Atlantik verteilen?

Die Homöopathie ist auch Teil der Alternativmedizin, aber ein sehr dominanter Teil. Die Homöopathie ist vom Arzt Samuel Hahnemann begründet und beruht darauf, dass Ähnliches mit Ähnlichem behandelt wird. Beispielsweise verwendet man gegen Übelkeit Mittel, die Übelkeit hervorrufen, allerdings in niedriger Dosierung. Um zu erfahren, gegen welche Symptome eine Substanz einzusetzen ist, werden bei der Einnahme von homöopatischen Mitteln durch Gesunde alle Symptome aufgezeichnet, die nach der Einnahme auftreten. Dabei wird davon ausgegangen, dass die Wirkung stärker ist, je stärker das Mittel verdünnt ist. Die Verdünnung wird in Graden D, C, Q und LM angegeben, wobei D für eine Verdünnung 1:10 steht, C für 1:100 und Q oder LM für 1:50.000. Die Zahl hinter dem Buchstaben entspricht der Potenz, d.h. wie oft in diesem Verhältnis verdünnt wurde. Wird ein Teil Wirkstoff in 9 Teilen Trägerstoff (Wasser,

Zucker...) verdünnt, so ist das Ergebnis D1, und diese Verdünnung wird noch einmal 1:10 verdünnt, was D2 ergibt usw. D20 entspricht einer Tablette im Atlantik, ab D30 einem Tropfen verteilt in einer Flüssigkeitsmenge, die größer als das Volumen unseres Sonnensystems ist. Ab D23 ist rein rechnerisch kein Molekül der Ausgangssubstanz mehr in den abgegebenen Arzneimittelspezialitäten enthalten. Der Deutsche Zentralverein homöopathischer Ärzte (DZVhÄ) empfiehlt bei der Selbstbehandlung für alle homöopathischen Medikamente die Potenz C12, wobei 2-3 Globuli auf einmal genommen werden sollen. Die Homöopathie erklärt die Wirkung auch nicht über den Wirkstoff, sondern über das Gedächtnis des Trägermaterials, also eine „Schwingung". Wenn man sich vor Augen hält, dass kein Trägermaterial „schwingungslos" ist, da jeder Zucker, und jedes – auch gereinigte – Wasser, jeder Alkohol usw. dann auch Schwingungen von jeder seiner Vor-Formen, der Materialien der Gefäße, in denen es sich befindet oder befand enthält, so stellt sich die Frage, woher das Trägermaterial – z.B. Wasser – nun entscheidet, ob es eher die Schwingung aus dem Kanal durch den es vor Monaten oder Jahren geflossen ist abgeben soll oder eher die Schwingung der Brechnuss (Nux vomica), die darin verdünnt wurde (um etwa gegen Übelkeit zu helfen).

Es gibt keine erklärbare Wirkung von Homöopathie. Aussagekräftige Studien kommen in der Gesamtevidenz zu keinem klaren Vorteil der Homöopathie gegenüber Placebointerventionen. Dass es einen eindeutigen, wissenschaftlich belastbaren Nachweis für die Wirksamkeit der Homöopathie jemals geben wird, ist aufgrund der physikalischen Unmöglichkeit der Wirkung ausgeschlossen. Die persönlichen Berichte, wonach Homöopathie jemandem geholfen habe, oder wonach sie insbesondere Kindern oder Tieren helfen würde, beruhen auf dem Placeboeffekt, dem Zufall, und der oft unterschätzten Wirkung der therapeutischen Handlung und Beziehung, der Spontanheilung, oder dem natürlichen Heilungsprozess während der vergangenen Zeit. Wenn ich mein Kind liebevoll in den Arm nehme, und ihm erkläre, dass es die drei Zuckerkügelchen unter die Zunge klemmen und dort langsam zergehen lassen soll, habe ich einen Großteil des „Wirkstoffes" bereits verabreicht, bevor ich die Flasche mit den Zuckerkügelchen überhaupt in die Hand genommen habe. Gerade bei Emetophobie werden Globuli gerne gegen Übelkeit eingesetzt (Nux vomica) und da kann stark davon ausgegangen werden, dass die primäre Wirkung durch den Zucker – also den Trägerstoff – verursacht wird. Wenn der Betroffene wegen Übelkeit schon länger nichts gegessen hat, löst auch die geringe Dosis Zucker von drei Globuli einen vermehrten Speichelfluss im Mund aus und spricht so den Verdauungsapparat an. Einige Brösel einer beliebigen Zuckerart (gerne aus Fair-Trade) erzielen dieselbe Wirkung. Hinzu kommen Gewöhnungseffekte und Bestätigungsfehler („Das hat mir doch schon mal geholfen.", „Freundin X hat es den ganz großen Durchbruch beschert.") oder auch die bloße Suggestion und Hoffnung („Das wird mir helfen.") die auch unterbewusst wirken kann.

Problematisch an der Homöopathie ist, dass sie gesetzlich verankert ist, meines Erachtens nicht zugunsten der Patienten, sondern zugunsten der Hersteller. Die Produktion und Verbreitung von Homöopathika ist gesetzlich nicht an den Nachweis der Wirksamkeit gebunden, denn die Homöopathie gilt als Arzneimittelspezialität und wird als besondere Therapierichtung gehandhabt, so z.B. nachzulesen im Arzneimittelgesetz, Österreich. Arzneimittel im klassischen Sinne hingegen müssen sehr strengen Auflagen genügen was die Überprüfung, Werbung und Verbreitung betrifft.

Da das Thema Homöopathie ganze Bücher füllt (z.B. Grams, 2015), möchte ich das Kapitel mit der Bemerkung abschließen, dass Homöopathie nicht arzneilich gegen Emetophobie oder Übelkeit hilft, und auch gegen keine andere Erkrankung. Homöopathie hilft nur den Bankkonten der Hersteller, Vertriebsunternehmen und Therapeuten, die damit arbeiten. Weitere Informationen und ausführliche Erklärungen werden durch die Gesellschaft zur wissenschaftlichen Untersuchung von Parawissenschaften (GWUP) und das Informationsnetzwerk Homöopathie bereitgestellt (https://www.netzwerk-homoeopathie.eu).

7.5 Therapie bei Kindern mit Emetophobie

Leider gibt es zu Kindern mit Emetophobie zwar sehr viele Publikationen, doch keine davon ist in methodischer Hinsicht so ausgeführt, dass sich daraus Empfehlungen ableiten ließen. Es handelt sich fast ausschließlich um Fallstudien, im besten Fall noch um Fallserien. Die Therapie der Wahl bei Kindern ist dennoch die kognitive Verhaltenstherapie, insbesondere die Expositionstherapie. Außerdem haben pädagogische Komponenten einen zentralen Platz in den Therapieansätzen – die Erziehung und somit auch die Eltern werden in die Behandlung eingebunden.

Im Gegensatz zu Erwachsenen ist bei Kindern tatsächlich Gefahr in Verzug. Die optimale Therapie sollte so schnell wie möglich begonnen werden, da Kinder bei einem ausgeprägten Vermeideverhalten in Bezug auf das Essen ernsthaft Schaden nehmen können. Um dies zu vermeiden, werden Kinder nicht selten zwangsernährt, wie in dem Fallbericht von Williams, Field, Riegel und Paul (2011). Das achtjährige Mädchen hatte gänzlich aufgehört zu essen und zu trinken. Der Auslöser für dieses drastische Vermeideverhalten war ein akuter Magen-Darm Infekt, bei welchem das Mädchen mehrfach hintereinander erbrechen musste. Als der Infekt abgeklungen war, wollte das Mädchen nicht wieder beginnen, Nahrung und Flüssigkeit zu sich zu nehmen, und es musste wegen Dehydrierung in das nächste Krankenhaus gebracht werden. Für die Verweigerung der Nahrungs- und Flüssigkeitsaufnahme konnte auch nach intensiver Suche keine medizinische Erklärung gefunden werden. Das Mädchen gab aber an, dass es befürchtete, wieder erbrechen zu müssen. Da das Mädchen sich weiterhin weigerte, auch nur Flüssigkeit zu sich zu nehmen, wurde eine Magensonde gelegt, um das Mädchen am Leben zu erhalten. Drei Monate verharrte dieses arme Mädchen in diesem Zustand – drei Monate lang wurde es ausschließlich über die Magensonde zwangsernährt. Der BMI des Mädchens lag zu diesem Zeitpunkt bei 13.6, was bei Kindern dieses Alters dem sechsten Perzentil entspricht. Das Mädchen hatte inzwischen sogar aufgehört, ihren eigenen Speichel zu schlucken weil es befürchtete, davon erbrechen zu müssen. Das Fatale an der Situation war, dass nicht einmal der Hunger das Mädchen dazu trieb, wieder zu essen, da es ja durch die Magensonde auch jeglichen Appetit verloren hatte und weiterhin durch ihre Eltern viel Aufmerksamkeit bekam, indem diese sich bemühten, sie zum Essen zu überreden. Bei der ersten Sitzung mit dem Verhaltenstherapeuten hatte sie nach einer etwa 40 Minuten dauernden Anstrengung einen Schluck Wasser zu sich genommen. Nun wurde eine intensive Therapie angeordnet, in der das Mädchen täglich von 8:30 bis 17 Uhr an 7 Tagen, verteilt über zwei Wochen, behandelt wurde. Die Behandlung bestand eigentlich nur darin, dass alle Äußerungen des Mädchens, die inadäquat waren, ignoriert wurden, und ihr verschiedene Gerichte und ein Getränk dargeboten wurden. In den Testsitzungen wurden ihr vier verschiedene Gerichte dargeboten. Sie wurde nicht aufgefordert zu essen, aber sie wurde gelobt, wenn sie trotzdem aß. Auf diese Weise bekam das Mädchen Aufmerksamkeit, wenn es sich adäquat verhielt, was dem Verhalten der Eltern entgegenstand, die Aufmerksamkeit geschenkt hatten, weil das Kind nicht aß. Die Verkostungssitzungen bestanden in einem einzigen Bissen von Gerichten, und die Sitzungen dauerten so lange bis das Mädchen den Bissen gegessen hatte. Die Gerichte, die in den Testsitzungen verweigert wurden, wurden dann in den Verkostungssitzungen präsentiert. Damit das Mädchen graduiert an diese Form der Exposition herangeführt wurde, waren die ersten Portionen in der Größe einer Erbse. Tatsächlich konnten die Therapeuten das Mädchen bereits am ersten Tag dazu bringen, 40 erbsengroße Bissen während der Verkostungssitzungen zu essen, sodass die Magensonde entfernt wurde. Die Autoren mutmaßen, dass dies bereits eine große Motivation bedeutet haben dürfte, weiter zu machen. Ab dem dritten Tag begann das Mädchen auch während der Testsitzungen zu essen, sodass ab dem vierten Tag auf die Verkostungssitzungen verzichtet wurde. Nach sieben Therapietagen aß das Mädchen normal und äußerte auch keine Angst vor dem Erbrechen mehr.

Glücklicherweise verlaufen nicht alle Fälle von Emetophobie bei Kindern so dramatisch. Die erste Studie zur Therapie bei Emetophobie an Kindern wurde in Cleveland durchgeführt (Klonoff, Knell, & Janata, 1984). Die Behandlung war verhaltenstherapeutisch, ausgerichtet an Erziehungsmethoden, die auch bei gesund entwickelten Kindern wirksam sind. Die Eltern wurden geschult, die Symptome der Kinder, also das Vermeiden, die Beschwerden über mögliches Erbrechen, aggressive Reaktionen in diesem Zusammenhang etc. zu ignorieren. Alle Gesprächsbemühungen des Kindes in diese Richtung sollten mit dem Satz „Es tut mir leid, dass du dich so fühlst, ich hoffe es geht dir bald besser" gleich zu Beginn abgebrochen werden. Die Eltern bekamen außerdem eine Liste mit Regeln, wie das Leben der Kinder nun zu gestalten war. Darin war strikt festgelegt, wie das Frühstück, der Abend usw. ablaufen und wie lange es dauern sollte. Beispielsweise sollte das Kind zwischen den Mahlzeiten nichts zu essen bekommen und die Nachspeise gab es nur, wenn das Kind aufgegessen hatte. Gespräche über das Essen sollten unterbunden werden. Wenn das Kind wie gewünscht aufgegessen hatte, sollte es gelobt und belohnt werden. Das ist ein typisch verhaltenstherapeutisches Vorgehen: Das *schlechte* Verhalten soll ignoriert, das *gute* Verhalten hingegen durch Belohnung verstärkt werden. Ignorieren ist besser als bestrafen, da Bestrafung letztlich wieder Aufmerksamkeitszuwendung bedeutet, die als Belohnung empfunden werden kann. Außerdem sind extreme Strafen strikt abzulehnen. Die Strafe ist in diesem Fall der Aufmerksamkeitsentzug. Das ist ein Prinzip, das auch in der Kindererziehung am wirksamsten ist. Diese strengen Vorgaben kommen Ihnen vielleicht etwas veraltet vor und gewiss gibt es einiges zu verbessern, doch dieser erste Ansatz war durchaus wirkungsvoll. Zusätzlich zu diesen Maßnahmen erhielten die Kinder ein Entspannungstraining, mit welchem ihnen beigebracht wurde, wie sie sich vor und nach dem Essen entspannen konnten, um so der Übelkeit zu entgehen, also um der sich aufbauenden Angst vor dem Erbrechen entgegenzuwirken, die oft im Zusammenhang mit der Nahrungsaufnahme auftrat. Die Ergebnisse dieser Therapie waren eindeutig: Alle fünf so behandelten Kinder waren nach der Therapie symptomfrei: Sie hatten keine Angst vor dem Erbrechen und zeigten kein Vermeideverhalten mehr. Die Autoren der Studie erklären sich den Erfolg dadurch, dass durch den Entzug der Aufmerksamkeit im Hinblick auf die Symptome die Verstärkerkette weggefallen und durch die Entspannungstechniken das Gefühl der Kontrollierbarkeit über das eigene Verhalten wiederhergestellt worden war.

Diese stark erziehungsbasierte Form der Verhaltenstherapie ist für jüngere Kinder besonders geeignet, da die Eltern Teil der aufrechterhaltenden Faktoren sind und somit in die Veränderung der dysfunktionalen Verhaltensmuster eingebunden werden müssen. Die Eltern werden vom Therapeuten geschult und setzen die Therapie um.

Eine etwas andere Therapie wurde im Falle eines elfjährigen Mädchens angewandt. Der Therapeut (Moran & O'Brien, 2005) berichtete, dass das Kind vorher schon 18 Monate in psychodynamischer Behandlung gewesen war, und zwar in Form von Spieltherapie, bei der vor allem die Beziehungen in der Familie im Mittelpunkt standen. Diese Behandlung hatte aber nicht den gewünschten Effekt. Der Therapeut hatte das Mädchen laut Indikation einer Art der Expositionstherapie unterzogen, was dem Bericht zufolge aber sowohl das Mädchen als auch die Mutter eher ablehnten. Eine systematische Desensibilisierung sollte durchgeführt werden. Bei dieser Therapieform werden mit steigerndem Beängstigungsgrad Angstreize dargeboten, wobei der Behandelte Entspannungstechniken anwenden muss, die er zuvor in der Therapie gelernt hat. Da dieses elfjährige Mädchen aber offensichtlich schon ausreichend entspannt war, wurde eine Alternative gewählt: Bei jeder Steigerung der Konfrontation mit Angstreizen wurde das Mädchen dazu aufgefordert, sich Dinge vorzustellen, die es auf kompetente Weise und gerne ausführt, z.B. Yogaübungen, Schwimmen oder ein Instrument spielen. Die möglichst exakte, bildhafte Vorstellung einer angenehmen Tätigkeit, die sicher beherrscht wird, soll das Gefühl der Sicherheit und Kompetenz fördern. Wird dieses Gefühl nun mit einem beängstigenden Reiz gleichzeitig erlebt, so soll auch dieser Reiz immer mehr mit dem Gefühl behaftet werden, dass die betreffende Situation kompetent zu meistern wäre. Die Therapie erfolgte dann anhand von Filmausschnitten, die zunächst nur akustisch dargeboten wurden, später auch angesehen werden mussten. Die Angst wurde tatsächlich immer kleiner, bis das Mädchen symptomfrei war. Unumgänglich erschien auch in diesem Fall der Einbezug der Mutter in die Therapie, da auch die Reaktion der Mutter auf die Angstanfälle als Zuwendung interpretiert werden konnten. Ähnlich wie in der anderen Studie (Klonoff, Knell, & Janata, 1984) wurde der Mutter beigebracht, die Symptome zu ignorieren. Ignorieren bedeutet hier wieder, dass die Mutter dem Kind zwar das Gefühl geben sollte, da zu sein (z.B. durch Augenkontakt oder eine kurz angebundene Antwort, die das Gespräch beendet), aber nicht auf die Beschwerden und Symptome eingehen durfte.

Es gibt auch auf Kinder zugeschnittene Protokolle für kognitive Verhaltenstherapie, so etwa das „Coping Cat Program", das bei einem elfjährigen Jungen mit der Emetophobie schon auszugsweise verwendet wurde (Graziano, Challueng & Geffken, 2010). Ein wesentlicher Aspekt bei Kindern dürfte auch sein, dass die Vorstellungskraft von Kindern zwar Allgemein als sehr gut angenommen wird („Kinder haben ja so viel Phantasie..."), dass dies allerdings bei einer in-sensu Exposition, also einer Exposition in der Vorstellung, nicht besonders gut greift. Daher wird bei Kindern eher dazu geraten, die Exposition so viel wie möglich in vivo (also in Wirklichkeit) durchzuführen (Graziano, Challueng & Geffken, 2010).

In einem Fallbericht eines achtjährigen Mädchens waren die Eltern dazu angehalten, Teil der Expositionstherapie zu sein, indem sie zu Hause vorspielten, erbrechen zu müssen, und sich anschließend demonstrativ normal verhielten (Faye et al., 2013). Die Betroffene hatte große Angst davor, die Eltern könnten erbrechen müssen, da sie auch für die Eltern das Schlimmste befürchtete – es war also nicht nur die Angst vor dem fremden Erbrechen, nein sie fürchtete, den Eltern könnte etwas Schreckliches zustoßen, wenn sie erbrechen müssten. Die Eltern zeigten mit ihrem Schauspiel, dass Erbrechen kein Problem für sie darstellte und dass es jedem passieren könnte.

Es gibt weitere Studien, in denen Kinder und Jugendliche erfolgreich mit kognitiver Verhaltenstherapie gegen Emetophobie behandelt worden sind (Manassis & Kalman, 1990; Whitton, Luiselli & Donaldson, 2006; Okada et al., 2007), stets aber unter Einbeziehung der Eltern, die zumindest über die Störung aufgeklärt und in ihrem Umgang mit den Kindern geschult worden sind. Es herrscht offenbar implizit oder explizit (Graziano, Challueng & Geffken, 2010) die Ansicht, dass die Einbeziehung der Eltern kritisch für den Erfolg der Therapie ist. Es ist sehr verständlich, dass Eltern ihren Kindern psychischen Stress ersparen möchten und sie somit vor den ängstigenden Situationen beschützen und bewahren. Allerdings bewirkt gerade dies oft die Verstärkung oder es stellt sogar die Weichen für ein extensives Vermeideverhalten. Durch die Unterstützung in der Therapie, in denen den Eltern auch verdeutlicht wird, welche Rolle sie spielen und wie wichtig es ist, das Vermeideverhalten nicht länger mitzutragen, schaffen es die Eltern mit der Situation adäquat umzugehen (Graziano, Challueng & Geffken, 2010).

Ein Cochrane Review (James, James, Cowdrey, Soler & Choke, 2015) untersuchte die Wirksamkeit von kognitiver Verhaltenstherapie bei Angststörungen bei Kindern und Jugendlichen und kam zu dem Schluss, dass sie die Angstsymptome bedeutsam reduzieren kann. Ob nun die Therapie in der Gruppe oder die Individualtherapie, die Einbeziehung der Eltern in die Therapie oder eine spezielle Unterform der kognitiven Verhaltenstherapie besonders vorteilhaft wäre, konnte aufgrund der Studienlage nicht beurteilt werden.

Nicht selten werden bei Kindern auch Anxiolytika angewandt, dokumentiert in zahlreichen Fallberichten (siehe das Kapitel zur medikamentösen Behandlung) – allerdings stellt sich meist die Frage, ob die Behandlung ohne Medikamente vielleicht gleich oder sogar besser verlaufen wäre als mit pharmakologischer Unterstützung. Positive Therapieergebnisse mit Medikamenten wurden eigentlich nur erzielt, wenn die Therapie mit kognitiver Verhaltenstherapie bzw. im speziellen Expositionstherapie kombiniert wurde (Faye, Gawande, Tadke, Kirpekar & Bhave, 2013; Maertens et al., 2017).

Zusammenfassend ist festzuhalten, dass die kognitive Verhaltenstherapie – wie bei Erwachsenen – auch bei Kindern wirksam ist. Es gibt zwar keine klare Empfehlung dazu, dass die Eltern in die Therapie einbezogen werden sollten, doch da die positiven Effekte dieser Einbindung plausibel erscheinen und da dies in mehreren Studien zum Erfolg geführt hat, ist es klar zu befürworten. Bei Kindern muss bei der Diagnose und der Behandlung besonders auf das Körpergewicht Rücksicht genommen werden, da Kinder mit Emetophobie nicht selten untergewichtig sind und das erschwerend zu weiteren körperlichen Entwicklungsstörungen führen kann.

Abschließend mag noch interessant sein, wie lange so eine Therapie bei Kindern dauern mag. Wie bei Erwachsenen ist die notwendige Anzahl an Therapiesitzungen durchaus verschieden. Oft zeigt sich schon nach einer ersten Sitzung ein großes Vertrauen in die Wirksamkeit der Therapie. Das ist insbesondere dann der Fall, wenn in diesem Rahmen das erste Mal die korrekte Diagnose gestellt wird – denn nicht selten wird die Emetophobie verkannt. Wenn nun ein erfahrener Therapeut genau weiß, worum es geht, ist das vertrauenserweckend. Es gibt keine Studie zur optimalen Dauer, denn diese scheint wohl sehr individuell zu sein. Im Fallbericht von Williams, Field, Riegel und Paul (2011) konnte ein achtjähriges Mädchen in einer intensiven Expositionstherapie über sieben Tage verteilt auf zwei Wochen erfolgreich behandelt werden. Als Beispiel für eine eher lange Dauer fällt der Fallbericht von Graziano, Challueng und Geffken (2010) ins Auge, in welchem 22 Therapiesitzungen im Laufe von sechs Monaten zu einem sehr erfreulichen, stabilen Ergebnis geführt hatten, das auch sechs Monate nach Therapieende anhielt. Sogar die Autoren der Studie gaben zu, dass dieser Therapieverlauf allerdings weit über der üblichen Länge von 8-12 Sitzungen lag und überlegten, ob die Reihenfolge von Exposition und kognitiver Umstrukturierung hier einen Einfluss auf die notwendige Zahl der Sitzungen haben könnte. Dazu gibt es aber noch keine Studien. Letzten Endes ist besonders bei Kindern, deren Eltern die Therapie aufmerksam und gespannt mitverfolgen, eine Dokumentation und Besprechung des Therapiefortschritts mit den Eltern durchaus angebracht, da dies auch das Vertrauen der Eltern in die Therapie stärkt.

7.6 Selbstheilungsversuche

Die meisten Menschen gehen mit Husten, Schnupfen oder Fieber nicht gleich zum Arzt, sondern behandeln die Beschwerden mit Hausmittelchen, rezeptfreien Medikamenten, und/oder warten, dass das Immunsystem seine Arbeit tut – und sie tun gut daran. Auch Personen mit psychischen Beschwerden versuchen oft lange, alleine klar zu kommen, oder besuchen die Praxis „Dr. Internet".

Es gibt Bücher zum Selbststudium die zusätzlich zu einer Therapie oder auch statt einer Therapie verwendet werden können. So etwa haben Hunter & Antony (2009) auch der Patientin mit Emetophobie das Klientenbuch (Englisch) zur Bewältigung spezifischer Phobien (Antony, Craske & Barlow, 1995) als Heimlektüre bzw. Hausübung mitgegeben. Dieses Buch ist zwar nicht auf die Emetophobie zugeschnitten, aber es hatte zumindest bei dieser Patientin ein Umdenken eingeleitet, da ihr einige Zusammenhänge – etwa die zwischen den dysfunktionalen Gedanken und der Angst – klar wurden. Das Buch ist übrigens inzwischen auch in einer neueren Auflage aus 2006 erhältlich aber gewiss nicht das Einzige allgemeine Buch zu spezifischen Phobien, und gewiss gibt es auch deutsche Äquivalente davon – nur sind mir keine Verwendungen dieser potentiellen Äquivalente bekannt. All die deutschen Bücher zu nennen würde hier auch den Rahmen sprengen, und um nicht den Eindruck von Werbung machen zu wollen, beschränke ich mich auf Elemente, die bereits in Emetophobie-bezogenen Studien verwendet wurden.

Es gibt mittlerweile – ebenfalls auf Englisch – zahlreiche DVDs, CDs etc. die man im Internet erwerben kann. Mir sind keine Studien zur Verwendung dieser Hilfsmittel bekannt, daher kann ich keine Empfehlung dazu abgeben und sehe auch von einer Auflistung ab. Im Zweifelsfall könnte man einen Therapeuten mit der Frage der Qualität solcher Hilfsmittel befassen. Therapeuten lesen in der Regel solche Bücher bzw. untersuchen diese Hilfsmittel bevor sie diese an Klienten weiterempfehlen.

Die in diesem Buch oft erwähnte Studie wurde als Internetumfrage in einem Emetophobie-Forum durchgeführt. Ein Forum ersetzt keine Gruppentherapie, sondern dient der Diskussion des Erlebens und möglicher Ansätze im Kampf gegen die belastende Situation. Welche Ansätze wählen die Betroffenen also?

Zum Vermeideverhalten gab etwa ein Drittel der Teilnehmer unserer Internetstudie an, dass sich das Vermeideverhalten im Laufe der Zeit verringerte. Etwa die Hälfte dieser Personen fand, dass diese positive Entwicklung auf eine Therapie oder Selbstkonfrontation zurückzuführen war. Die Selbstkonfrontation bezeichnet in diesem Zusammenhang Strategien, in welchen die Betroffenen sagen, sie würden die Angst „ausprobieren". Dafür begeben sie sich bewusst in beängstigende Situationen, um zu lernen, mit der Angst umzugehen. Wie im Abschnitt zur Verhaltenstherapie dargelegt, ähnelt diese Herangehensweise der sehr wirksamen Expositionstherapie. Gerade diese Form ist aber besonders anstrengend und erfordert von den Betroffenen sehr viel Mut und Willenskraft. Aber auch der Abbau von Vermeideverhalten, ohne hierbei absichtlich „gefährliche" Situationen aufzusuchen, ist eine Methode der Verhaltenstherapie. Indem die Betroffenen sich zwingen, Dinge zu tun, die normalerweise zum Leben gehören (wie z.B. ein Restaurantbesuch), die sie aber eigentlich lieber vermeiden würden, durchbrechen sie die negative Verstärkerkette des Vermeidens. Der Abbau des Vermeideverhaltens liegt tatsächlich in der Hand des Betroffenen. Sie wird oft auch vom Therapeuten als Aufgabe an den Klienten weitergegeben (Rink, 2006).

Ein Mitglied des Emetophobieforums www.emetophobie.de brachte sich infolge der Ausschreibung zu der Umfrage aktiv ein. Mit der freundlichen Genehmigung, diese Gedanken anonym zu zitieren, werden hier die Überlegungen dieses Mitglieds vorgestellt:

„Sicherlich klingt manches sehr einfach, doch im Nachhinein frage ich mich selbst, woher ich den Mut, die Kraft, die Zuversicht, das Vertrauen, die Ehrlichkeit und den Optimismus schöpfte, mich komplett auseinander zu nehmen und mehrfach in unterschiedli-

cher Weise wieder zusammen zu bauen, nachdem ich im Februar 2006 absolut zufällig auf den Begriff Emetophobie gestoßen bin und (wie fast alle) bis dahin geglaubt hatte, das hätte außer mir keiner.
Zu der Zeit hatte ich immerhin viele Jahre sehr zufrieden und relativ symptomarm gelebt; rückblickend kann ich gar nicht beschreiben, was mich veranlasst hat, dieses warme Nest zu verlassen und das größte Abenteuer meines Lebens anzutreten, denn ich beließ es bei Weitem nicht dabei, mich auf die Emetophobie zu beschränken, sondern nahm ALLES auseinander, erstmal setzte ich natürlich an Stellen an, die mich belasteten und kam über eine merkwürdige Überlegung auf die Idee, die vielen Dinge, mit denen ich überhaupt keine Probleme hatte, aufzutrennen, wobei ich merkte, dass HIER der Hase im Pfeffer lag.
In diesen Bereichen konnte ich letztlich meine Defizite finden, z. B. die vielen kleinen (kindlich süßen) verdrängten Ängste und Schwächen, die ich nicht ausgelebt hatte und die sich unter einer besonders ausgeprägten Fähigkeit, das Leben zu meistern, versteckten. Hätte ich mich nur auf die offensichtlichen Probleme konzentriert, hätte ich die wirklichen Auslöser und Ursachen NIEMALS finden, geschweige denn durch nachgeholtes Ausleben verarbeiten können.
Und weil das so unglaublich viel Freude macht, bin ich ganz froh, noch nicht am Ende meines Wegs angelangt zu sein; so kann ich täglich neue kleine Erfolgserlebnisse auskosten und ein bisschen mehr in mir entdecken."

Dieses Forumsmitglied vertritt die Meinung, dass zur Heilung ein großes Maß an Bereitschaft zur Änderung notwendig ist. Dazu gehöre auch, alles anzuzweifeln, was bisher als gut gegolten habe. Möglicherweise ist genau das, was man gut findet, das Problem. Am schwierigsten zu heilen sind tatsächlich die psychischen Störungen, bei denen die Einsicht fehlt, krank zu sein. Sieht der Betroffene erst ein, was geändert werden muss, so kann er das Problem angehen. Das ist deshalb so schwierig, weil diese Dinge, die geändert werden müssen, seit Jahren zur Gewohnheit geworden und eng mit der Persönlichkeit verwoben sind. Das führt zu positiven Effekten für die Betroffenen, die dadurch noch viel weniger bereit sind, an den Umständen etwas zu ändern (Rink, 2006). Dazu das zuvor zitierte Forumsmitglied über Psychotherapie:

> *„[...] mich nervt schon, dass ich im GT-Forum sehr, sehr wenig Bewegung wahrnehme, nur kann ich da jederzeit ausschalten. Wie um alles in der Welt erträgt man jahrelang Leute, die sich nur im Kreis drehen und nicht mal den Versuch starten, etwas umzusetzen? Und wie frustrierend muss es sein, über Umwege zu hören, man sei ein schlechter Therapeut, weil eben diese Leute nicht mopsfidel aus der Therapie gehen? Ein fähiger Psychologe müsste doch in der Lage sein, im Handumdrehen seine Patienten zu heilen – als alleinig Aktiver versteht sich "*

Das Gesundwerden ist eine anstrengende Angelegenheit, die nur durch aktive Mitarbeit und aufwändige Änderung, ja manchmal sogar totales Umkrempeln aller Gegebenheiten möglich wird.

8 Kontakte

Nachfolgende Anlaufstellen können den Lesern helfen, Ihr Wissen über Emetophobie und andere hier behandelte Themen zu vertiefen. Wer noch Rückfragen, Kritik, Anregungen oder ähnliches parat hat, ist auch herzlich eingeladen, mich via E-Mail zu kontaktieren: E-Mailadrese: yvonne@unak.is.

- Emetophobieforum online (deutsch): www.emetophobie.de
- Emetophobieforum in den Niederlanden (niederländisch): www.emetofobie.nl
- Die Premier UK Emetophobie-Informations-Bank (nicht nur Emetophobie, inkl. Forum, Informationen usw., englisch): www.gut-reaction.freeserve.co.uk
- PSIRAM: https://www.psiram.com/
- Gesellschaft zur wissenschaftlichen Untersuchung von Parawissenschaften GWUP: https://www.gwup.org/
- Informationsnetzwerk Homöopathie: https://www.netzwerk-homoeopathie.eu/

9 Literatur

Ahlen, J., Edberg, E., Di Schiena, M., & Bergström, J. (2014). Cognitive behavioural group therapy for emetophobia: An open study in a psychiatric setting. *Clinical Psychologist, 19*(2), 96-104.

Antony, M.M., Craske, M.G., & Barlow, D.H. (1995). *Mastery of your specific phobia* (client workbook). New York: Oxford University Press.

Antony, M.M. & Barlow, D.H. (2002). *Specific phobia*. In: D.H. Barlow (Ed.), Anxiety and its disorders: The nature and treatment of anxiety and panic (2nd edition), pp. 380-417, New York: Guilford Press.

Baeyens, C., & Philippot, P. (2006). Emetophobia: a special case of an interoceptive phobia? *Revue francophone de clinique comportementale et cognitive, 11*, 9-16.

Bambury, Aisling; Sandhu, Kiran; Cryan, John F.; Dinan, Timothy G.: Finding the needle in the haystack: systematic identification of psychobiotics. British Journal of Pharmacology, 18 January 2018, https://doi.org/10.1111/bph.14127

Beck, A. T., Emery, G., & Greenberg, R. L. (1985). *Anxiety disorders and phobias - a cognitive perspective*. New York: Basic Books.

Beck, A. T., & Steer, R. A. (1990). *Beck Anxiety Inventory Manual*. San Antonio: TX: Psychological Corporation.

Beck Institute. (2000). The Beck Institute for cognitive therapy and research. [on-line]: http://www.beckinstitute.org/about.htm.

Becker, E., Rinck, M., Turke, V., Krause, P., Goodwin, R., Neumer, S., et al. (2007). Epidemiology of specific phobia subtypes: findings from the Dresden Mental Health Study. *European Psychiatry, 22*, 69-74. doi: 10.1016/j.eurpsy.2006.09.006

Bisson, J.I., Roberts, N.P., Andrew, M., Cooper, R., & Lewis, C. (2013). Psychological therapies for chronic post-traumatic stress disorder (PTSD) in adults. *Cochrane Database of Systematic Reviews, 12*, CD003388. doi: 10.1002/14651858.CD003388.pub4

Bodenmann, G. (2005). Partnerschaftsstörungen: Klassifikation und Diagnostik. In M. Perrez & U. Baumann (Eds.), *Lehrbuch Klinische Psychologie - Psychotherapie* (3 ed.). Bern: Verlag Hand Huber, Hogrefe AG.

Boschen, M. J. (2007). Reconceptualizing emetophobia: a cognitive-behavioural formulation and research agenda. *Journal of Anxiety Disorders, 21*(3), 407-419.

Boschen, M.J., Veale, D., Ellison, N. & Reddell, T. (2013). The emetophobia questionnaire (EmetQ-13): psychometric validation of a measure of specific phobia of vomiting (emetophobia). *Journal of Anxiety Disorders, 27*, 670-677. doi: 10.1016/j.janxdis.2013.08.004

Bouman, T. K., & vanHout, W. J. P. J. (in preparation). A questionnaire for emetophobia.

Bus, M. De behandeling van een adolescente met braakangst. *Trefwoorden*, 1.

Dattilio, F. M. (2003). Emetic exposure and desensitization procedures in the reduction of nausea and fear of emesis. *Clinical Case Studies, 2*, 199-210.

Davidson, A. (2002). *An Implication of Control in the Phobia of Vomiting.* University of Dundee, Dundee.

Davidson, A. L., Boyle, C., & Lauchlan, F. (2008). Scared to Lose Control? General and Health Locus of Control in Females With a Phobia of Vomiting. *Journal of Clinical Psychology, 64*(1), 30-39.

DIMDI (2017) Internationale statistische Klassifikation der Krankheiten und verwandter Gesundheitsprobleme, 10. Revision, German Modification, Version 2017. aufgerufen am 3. Juli 2017: https://www.dimdi.de/static/de/klassi/icd-10-gm/kodesuche/onlinefassungen/htmlgm2017/

Ehlers, A., Margraf, J., & Chambless, D. L. (1993). *Fragebogen zu körperbezogenen Ängsten, Kognitionen und Vermeidung, AKV*. Weinheim: Beltz Test.

Ellis, A. (1984). The essence of RET. *Journal of Rational Emotive Therapy, 2*, 19-25.

Ewert, J. P. (1998). *Neurobiologie des Verhaltens*. Bern: Hans Huber.

Falkai, P. & Wittchen, H.-U. (2015). *Diagnostisches und statistisches Manual psychischer Störungen DSM-5*. Göttingen: Hogrefe

Faye, A.D., Gawande, S., Tadke, R., Kirepekar, V.C., & Bhave, S.H. (2013). Emetophobia: A fear of vomiting. *Indian Journal of Psychiatry, 55*(4), 390.

Fiedler, P. (2005). *Verhaltenstherapie in Gruppen*. Weinheim/Basel: Beltz.

Freud, S. (1963). In P. Rieff (Ed.), *General psychological theory: papers on metapsychology.* New York: Collier Books.

Grams, N. (2015). *Homöopathie neu gedacht*. Heidelberg: Springer Spektrum.

Grawe, K., Donati, R., & Bernauer, F. (2001). *Psychotherapie im Wandel. Von der Konfession zur Profession.* Göttingen: Hogrefe.

Graziano, P.A., Challueng, C.M., & Geffken, G.R. (2010). Cognitive-behavioral treatment of an 11-year-old male presenting with emetophobia: A case study. *Clinical Case Studies, 1534650110384436*.

Herman, D.S., Rozensky, R.H., & Mineka, S. (1993). Cognitive behavioural therapy for panic disorder with a primary fear of vomiting: conceptual and treatment issues. *Proceedings for Association for Advancement of Behaviour Therapy*. Atlanta, GA, USA.

Höller, Y., van Overveld, M., Jutglar, H., & Trinka, E. (2013). Nausea in specific phobia of vomiting. *Behavioral Sciences (Basel), 3*(3), 445-458.

van Hout, W. J. P. J., Lansink, P. O., & Bouman, T. K. (2005). De fenomenologie en comorbiditeit van emetofobie (angst voor overgeven). *Gedragstherapie, 38*, 49-64.

van Hout W. J. P. J. & Bouman, T. K. (2012). Clinical features, prevalence and psychiatric complaints in subjects with fear of vomiting. *Clinical Psychology & Psychotherapy, 19*, 531-539. doi: 10.1002/cpp.761

Hunter, P.V., & Antony, M.M. (2009). Cognitive behavioral treatment of emetohobia: The role of interoceptive exposure. *Cognitive and Behavioral Practice, 16*, 84-91. doi: 10.1016/j.cbpra.2008.08.002

Imai, H., Tajika, A., Chen, P., Pomopli, A,. & Furukawa, T.A. (2016). Psychological therapies versus pharmacological interventions for panic disorder with or without agoraphobia in adults. *Cochrane Database of Systematic Reviews, 10*, CD011170. doi: 10.1002/14651858/CD011170.pub2

James, A.C., James, G., Cowdrey, F.A., Soler, A., & Choke, A. (2015). Cognitive behavioural therapy for anxiety disorders in children and adolescents. *Cochrane Database of Systematic Reviews, 2*, CD004690. doi: 10.1002/14651858.CD004690.pub4 de Jongh, A. & Ten Broeke, E. (1994). Opmerkelijke veranderingen na één zitting met Eye Movement Desensitization and Reprocessing: Remarkable changes after one session of EMDR: Fear of nausea and vomiting. *Tijdschrift voor Directieve Therapie en Hypnose, 14*, 89-101.

de Jongh, A. (2012). Treatment of a woman with emetophobia: a trauma focused approach. *Mental Illness, 4*, e3.

Kahana, S.Y. & Feeny, N.C. (2005). Cognitive behavioral treatment of health-related anxiety in youth: A case example. *Cognitive and Behavioral Practice, 12*, 290-300. doi: 10.1016/S1077-7229(05)80051-3

Keyes, A. & Veale, D. (2017). Atypical eating disorders ans specific phobia of vomiting. Clinical presentation and treatment approaches. In L.K. Anderson, S.B. Murray & W.H. Kaye. Clinical handbook of complex and atypical eating disorders, pp. 270-289. Oxford University Press.

Klonoff, E. A., Knell, S. M., & Janata, J. W. (1984). Fear of Nausea and Vomiting: The Interaction Among Psychosocial Stressors, Development Transitions and Adventitious Reinforcement. *Journal of Clinical Child Psychology, 13*(3), 263-267.

Kobori, O. (2011). Cognitive therapy for vomit phobia: a case report. *Asia Pacific Journal of Counselling and Psychotherapy, 2*, 171-178. doi: 10.1080/21507686.2010.524237

Leite, C.E.P., Vicentini, H.C., Neves, J.d.S., & Torres, A.R. (2011). Emetophobia: A critical review about an understudied disorder. *J Bras Psiquiatr, 60*, 123-30.

Lelliott, P., McNamee, G., & Marks, I. (1991). Features of agora-, social, and related phobias and validation of the diagnoses. *Journal of Anxiety Disorders, 5*, 313-322.

Lesage, A., & Lamontagne, Y. (1985). Paradoxical intention and exposure in vivo in the treatment of psychogenic nausea: report of two cases. *Behavioural Psychotherapy, 13*, 69-75. doi: 10.1017/S0141347300009344

Lipsitz, J. D., Fyer, A. J., Paterniti, A., & Klein, D. F. (2001). Emetophobia: Preliminary results of an internet survey. *Depression and Anxiety, 14*, 149-152.

Lydiard, R.B., Laraia, M.T., Howell, E.F., Ballenger, J.C. (1986). Can panic disorder present as irritable bowel syndrome? *J Clin Psychiatry, 47*, 470-472.

Maack, D.J., Deacon, B.J., & Zhao, M. (2013). Exposure therapy for emetophobia: A case study with three-year follow-up. *Journal of Anxiety Disorders, 27*, 527-534. doi: 10.1016/j.janxdis.2013.07.001

Maertens, C., Couturier, J., Grant, C., & Johnson, N. (2017). Fear of vomiting and low body weight in two pediatric patients: diagnostic challenges. *Journal of the Canadian Academy of Child and Adolescent Psychiatry, 26*, 59-61.

Manassis, K., & Kalman, E. (1990). Anorexia resulting from fear of vomiting in four adolescent girls. *Canadian Journal of Psychiatry, 35*(6), 548-550.

Margraf, J. (Ed.). (2000). *Lehrbuch der Verhaltenstherapie* (2. Auflage ed. Vol. 2. Bd.). Berlin: Springer.

Martin, D.J., Garske, J.P., & Davis, M.K. (2000). Relation of the therapeutic alliance with outcome and other variables: a meta-analytic review. *Journal of Consulting and Clinical Psychology*, 68(3), 438-450.

McFadyen, M., & Wyness, J. (1983). You don't have to be sick to be a behaviour therapist but it can help! Treatment of a vomit phobia. *Behavioural Psychotherapy, 11*, 173-176.

McKenzie, S. (1994). Hypnotherapy for vomiting phobia in a 40-year-old woman. *Contemporary Hypnosis, 11*, 37-40.

McNally, R.J. (1997). Vomiting phobia. In: *Phobias: a Handbook of Theory, Research and Treatment* (ed. G.C. Davey), pp. 186-187. Wiley: Chichester.

Meichenbaum, D. H. (1977). *Cognitive-behaviour modification*. New York: Plenum Press.

Meichenbaum, D. H. (2003). *Intervention bei Stress. Anwendung und Wirkung des Stressimpfungstrainings*. Bern: Huber.

Moran, D. J., & O'Brien, R. M. (2005). Competence imagery: a case study treating emetophobia. *Psychological Repetitorium, 96*, 635-636.

McNally, R.J. (1997). Vomiting phobia. In: *Phobias: a Handbook of Theory, Research and Treatment* (ed. G.C. Davey), pp. 186-187. Wiley: Chichester.

Misra, Snigdha and Mohanty, Debapriya: Psychobiotics: A new approach for treating mental illness? *Critical Reviews in Food Science and Nutrition*, 2017 Nov 30:1-7. doi: 10.1080/10408398.2017.1399860

Neuberger, O. (1995). Mobbing. Übel mitspielen in Organisationen. München: Rainer Hampp.

Neukorn, M., Grimmer, B., & Merk, A. (2005). Ansatzpunkt Therapeut-Patient-Beziehung: Psychoanalytisch orientierte Psychotherapie. In M. Perrez & U. Baumann (Eds.), *Lehrbuch Klinische Psychologie - Psychotherapie*. Bern: Verlag Hans Huber, Hogrefe AG.

N.N.: Darm-Hirn-Achse. Was Darmbakterien mit Depressionen zu tun haben. *Spektrum - Die Woche*, 28. 11. Juli 2012. URL: https://www.spektrum.de/news/was-darmbakterien-mit-depressionen-zu-tun-haben/1156781

Nigbur, K., Bohne, A., & Gerlach, A. L. (2007). Emetophobie - pathologische Angst vor Erbrechen: Eine Internetstudie. Münster: Psychologisches Institut I, Westfälische Wilhelms-Universität.

Okada, A., Tsukamoto, C., Hosogi, M., Yamanaka, E., Watanabe, K., Ootyou, K., et al. (2007). A study of psycho-pathology and treatment of children with phagophobia. *Acta Med Okayama, 61*(5), 261-269.

van Overveld, W. J. M., De Jong, P. J., Peters, M. L., Cavanagh, K., & Davey, G. C. L. (2006). Disgust propensitiy and disgust sensitivity: separate constructs that are differentially related to specific fears. *Personality and Individual Differences, 41*, 1241-1252.

van Overveld, W. J. M., de Jong, P. J., Peters, M. L., van Hout, W. J. P. J., & Bouman, T. K. (2008). An internet-based study on the relation between disgust sensitivity and emetophobia. *Journal of Anxiety Disorders, 22*(3), 524-531.

Paulus, D.J. & Norton, P.J. (2016). Purging anxiety: A case study of transdiagnostic CBT for a complex fear of vomiting (Emetophobia). *Cognitive and Behavioral Practice, 23*(2), 230.

Petra, A.I. et al. (2015): Gut-Microbiota-Brain Axis and Its Effect on Neuropsychiatric Disorders With Suspected Immune Dysregulation. *Clin Ther. 37 (5)*: 984–95. doi:10.1016/j.clinthera.2015.04.002. PMC 4458706 Freely accessible. PMID 26046241.

Philips, H. C. (1985). Return of fear in the treatment of a fear of vomiting. *Behaviour Research and Therapy, 23*(1), 45-52.

Pollard, C. A., Tait, R. C., Meldrum, D., Dubinsky, I. H., & Gall, J. S. (1996). Agoraphobia without panic: case illustrations of an overlooked syndrome. *Nervous and Mental disorders, 184*(1), 61-62.

Pompoli, A., Furukawa, T.A., Imai, H., Tajika, A., Efthimiou, O., & Salanti, G. (2016). Psychological therapies for panic disorder with or without agoraphobia in adults: a network meta-analysis. *Cochrane Database of Systematic Reviews, 4*, DC011004. doi: 10.1002/14651858.CD011004.pub2.

Poulton, R., Davis, S., Menzies, R.G., Langley, J.D., & Silva, P.A. (1998). Evidence for a non-associative model of acquisition of a fear of heights. *Behaviour Research and Therapy, 36*, 537-544.

Price, K., Veale, D., & Brewin, C. (2012). Intrusive imagery in people with a specific phobia of vomiting. *Journal of Behavior Therapy and Experimental Psychiatry, 43*, 672-678. doi: 10.1016/j.jbtep.2011.09.007

Reicherts, M. (2005). Ansatzpunkt Therapeut-Patient-Beziehung: Gesprächstherapeutisch orientierte Psychotherapie. In M. Perrez & U. Baumann (Eds.), *Lehrbuch Klinische Psychologie – Psychotherapie*. Bern: Verlag Hans Huber, Hogrefe AG.

Reinecker, H. (1999). *Lehrbuch der Verhaltenstherapie*. Thübingen: DGVT.

Riddle-Walker, L., Veale, D., Chapman, C., Ogle, F., Rosko, D., Najmi, S., Walker, L.M., Maceachern, P., & Hicks, T. (2016). Cognitive behaviour therapy for specific phobia of vomiting (Emetophobia): A pilot randomized controlled trial. *Journal of Anxiety Disorders, 43*, 14-22. doi: 10.1016/j.janxdis.2016.07.005

Rink, K. (2006). Kognitive Verhaltenstherapie bei phobischer Angst vor dem Erbrechen. *Psychotherapeut, 51*, 223-228.

Ritow, J. K. (1979). Brief Treatment of a Vomiting Phobia. *The American Journal of Clinical Hypnosis, 21*(4), 293-296.

Rogers, C. (1951). *Client-centered Therapy: Its Current Practice, Implications and Theory*. London: Constable.

Rogers, C. (1959). A Theory of Therapy, Personality and Interpersonal Relationships as Developed in the Client-centered Framework. In S. Koch (Ed.), *Psychology: A Study of a Science. Vol.3: Formulations of the Person and the Social Context.* New York:: McGraw Hill.

Said, André: Arzneimittel und Therapie. „Psychobiotika" gegen Depression. Wie eine gestörte Darmflora unsere Stimmung beeinflusst. *Deutsche Apothekerzeitung* 2013, Nr. 49, S. 40, 5.12.2013, https://www.deutsche-apotheker-zeitung.de/daz-az/2013/daz-49-2013/psychobiotika-gegen-depression

Schneider, S., & Margraf, J. (2006). *Diagnostisches Interview bei psychischen Störungen (DIPS für DSM-IV-TR)* (3. überarb. Auflage ed.). Berlin: Springer.

Shapiro, F. (2001). Eye movement desensitization and reprocessing. Basic principles, protocols and procedures (2nd ed.). New York: Guilford Press.

Snaebjarnardottir, K. & Sigurdsson, E. (2014). Emetophobia: morbid fear of vomiting and nausea. *Laeknabladid, 100*, 281-284.

Speierer, G. W. (1994). *Das differentielle Inkongruenzmodell (DIM). Handbuch der Gesprächspsychotherapie als Inkongruenzbehandlung.* Heidelberg: Asanger.

Stevenson, J., Batten, N., & Cherner, M. (1992). Fears and fearfulness in children and adolescents: A genetic analysis of twin data. *Journal of Child Psychology and Psychiatry, 33*(6), 977-987.

Stockhorst, U., Steingrueber, H., Enck, P., & Klosterhalfen, S., (2006). Pavlovian conditioning of nausea and vomiting. *Autonomic Neuroscience: Basic and Clinical, 129*, 50-57.

Sykes, M., Boschen, M.J. & Conlon, E.G. (2016). Comorbidity in Emetophobia (Specific Phobia of Vomiting). *Clin Psychol Psychother, 23*, 363-367. doi: 10.1002/cpp.1964

Vandereycken, W. (2011). Media hype, diagnostic fad or genuine disorder? Professionals' opinions about night eating syndrome, orthorexia, muscle dysmorphia and emetophobia. *Eating Disorders: The Journal of Treatment & Prevention, 19*, 145-155. doi: 10.1080/10640266.2011.551634

Veale, D. (2009). Cognitive behaviour therapy for a specific phobia of vomiting. *The Cognitive Bheaviour Therapist, 2*, 272-288.

Veale, D., Costa, A., Murphy, P., & Ellison, N. (2012). Abnormal eating behaviour in people with a specific phobia of vomiting (Emetophobia). *European Eating Disorders Review, 20*, 414-418.

Veale, D., Ellison, N., Boschen, M., Costa, A., Whelan, C., Muccio, F., & Henry, K. (2012). Development of an inventory to measure specific phobia of vomiting (emetophobia). *Cognitive Therapy and Research*, doi: 10.1007/s10608-012-9495-y

Veale, D., Henning, C., & Gledhill, L. (2015). Is a specific phobia of vomiting part of the obsessive compulsive and related disorders? *Journal of Obsessive-Compulsive and Related Disorders, 7*, 1-6.

Veale, D., & Lambrou, C. (2006). The Psychopathology of Vomit Phobia. *Behavioural and Cognitive Psychotherapy, 34*(2), 139-150.

Veale, D., Murphy, P., Ellison, N., Kanakam, N., & Costa, A. (2013). Autobiographical memories of vomiting in people with a specific phobia of vomiting (emetophobia). *Journal of Behavior Therapy and Experimental Psychiatry, 44*, 14-20.

Verwoerd, J., van Hout, W.J., & de Jong, P.J. (2016). Disgust- and anxiety-based emotional reasoning in non-clinical fear of vomiting. *J Behav Ther Exp Psychiatry, 50*, 83-89. doi: 1016/j.jbtep.2015.05.009

Whitton, S.W., Luiselli, J.K., & Donaldson, D.L. (2006). Cognitive-behavioral treatment of generalized anxiety disorder and vomiting phobia in an elementary-age child. *Clinical Case Studies, 5*(6), 477-487.

WHO, W. (1991/1993). *Internationale Klassifikation psychischer Störungen. ICD-10 Kapitel V (F). Klinisch-diagnostische Leitlinien.* (1./2. Aufl. ed.). Bern: Huber.

WHO, W. (2000). Internationale Statistische Klassifikation der Krankheiten und verwandter Gesundheitsprobleme 10. Revision Version 2.0.

Wijesinghe, B. (1974). A vomiting phobia overcome by one session of flooding with hypnosis. *J Behav Ther Exp Psy, 5*, 169-170.

Williams, K.E., Field, D.G., Riegel, K., & Paul, C. (2011). Brief, intensive behavioral treatment of food refusal secondary to emetophobia. *Clinical Case Studies, 10*(4), 304-311.

Wittchen, H. U., Zaudig, M., & Fydrich, T. (1997). *Strukturiertes Klinisches Interview für DSM-IV* (1 ed.). Göttingen: Testzentrale Hogrefe.

Wolpe, J., & Lang, P. J. (1964). A fear survey schedule for use in behaviour therapy. *Behaviour Research and Therapy, 2*, 27-30.

Wu, M.S., Selles, R.R., Novoa, J.C., Zepeda, R., Guttfreund, D., McBride, N.M., & Storch, E.A. (2017). Examination of the phenomenology and clinical correlates of emetophobia in a sample of Salvadorian youths. *Child Psychiatry Hum Dev, 48*, 509-516. doi: 10.1007/s10578-016-0677-9.

Index

A

B

C

D

E

F

G

H

L

M

N

O

P

R

S

T

U

V

W

Z